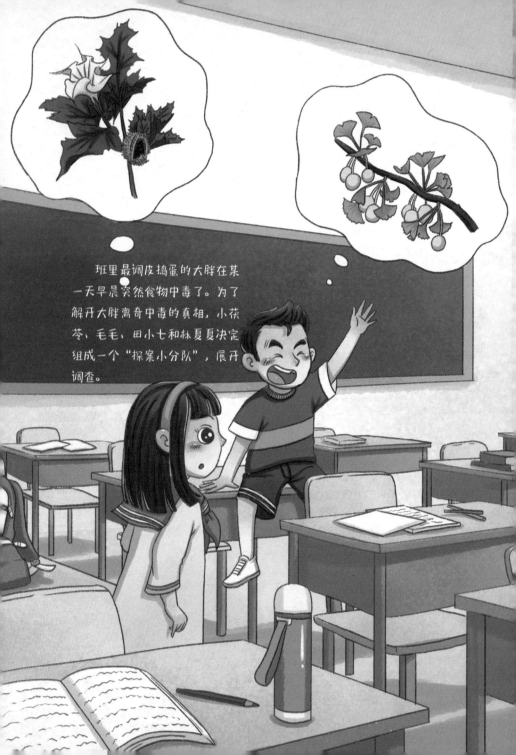

班里最调皮捣蛋的大胖在某一天早晨突然食物中毒了。为了解开大胖离奇中毒的真相，小茯苓、毛毛、田小七和林夏夏决定组成一个"探案小分队"，展开调查。

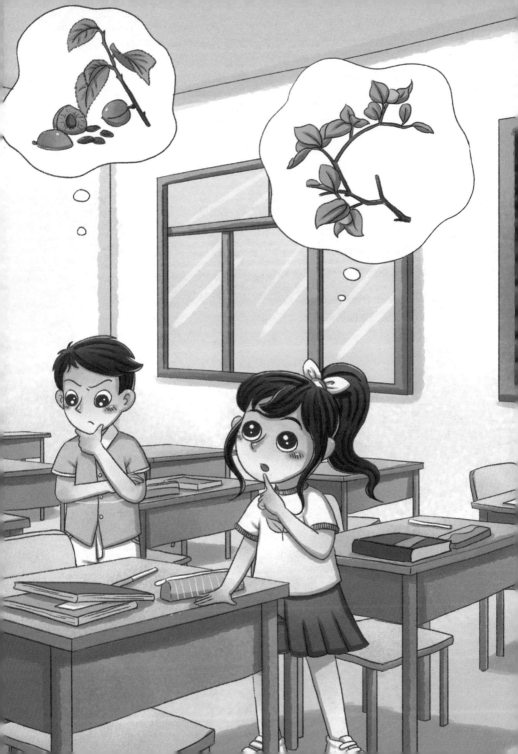

队员们在寻找"真凶"的过程中，经历了嫌疑人中毒和大胖二次中毒事件，最后在小茯苓爸爸的帮助下，终于找到了"凶手"，然而结果却出乎所有人的预料……

　　小朋友们，让我们跟随他们的步伐，一起去破解此案吧。

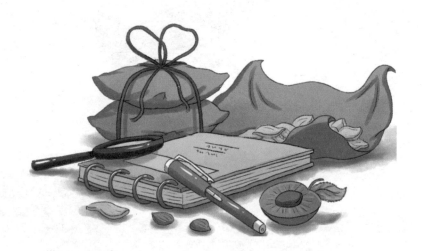

小茯苓

　　爸爸是位中医大夫，给她起了个名字——小茯苓，希望她能像松树旁的茯苓一样充满灵气。小茯苓从小就与别人不一样，她的小脑袋里充满了各种稀奇古怪的想法，总是做着与众不同的事情。在小伙伴心目中，她是个标准的女汉子，路见不平，拔刀相助，但有点小粗心，也有些小急躁。

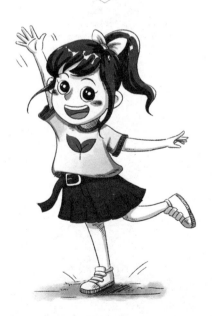

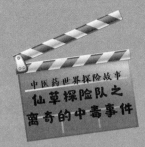

中医药世界探险故事

仙草探险队之
离奇的中毒事件

人物介绍

- 小茯苓
- 林夏夏
- 田小七
- 毛毛
- 邱爸爸
- 大胖
- 毛超

林夏夏

毛毛口中的"大小姐"，大家心中的乖乖女，胆子小，身体弱，刚开始探险时，总会出一些让人担忧的状况。这样一个文静胆小的女孩子，能跟随小伙伴们完成探险任务吗？

田小七

小茯苓心中的偶像，高高的帅小伙，爱帮助别人，幽默风趣，知识渊博。虽然看起来很自信，但害怕失败，不敢挑战新事物，只愿意做那些有把握的事情，小茯苓能改变他吗？

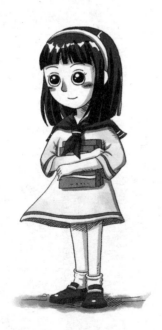

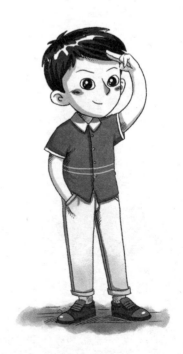

毛毛

小伙伴心目中标准的调皮孩子，自认为是个学渣，但好奇心强。在探险的过程中，他状况百出，却也领悟到知识的神奇魅力，面对强悍自己多倍的敌人，他能否化险为夷呢？

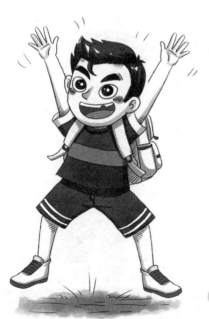

邱爸爸

小莜苓的爸爸，一位中医大夫。工作之余，他经常去贫困山区义诊，不仅有着精湛的医术，更有一颗慈善的内心。

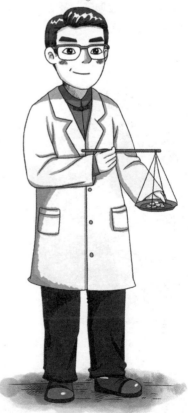

大胖

小茯苓班里最调皮捣蛋的学生，不仅成绩一塌糊涂，还仗着自己身高体壮，在校园里横行霸道，欺负同学，是最令老师头痛的学生。但好在知错能改，在同学和妈妈的帮助下，最终学会了爱护同学。

毛超

小茯苓和大胖的同学。爸爸常年生病，妈妈卖早点，家庭条件困难，造成了他胆小、怕事、吃了亏也不敢声张的个性。

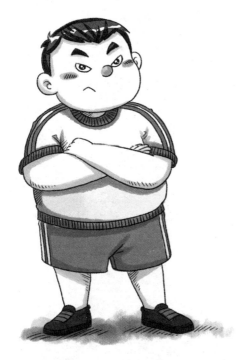

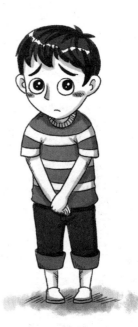

目录

疯了的大胖

很多同学见证了大胖的中毒过程，小茯苓也是其中之一。

那天早晨，她正在暖烘烘的被窝里做着美梦。

"叮铃铃，叮铃铃……"一阵刺耳的闹铃声锲而不舍地吹响了催促起床的号角。

被闹铃吵醒，小茯苓不满地皱皱眉头，无视小闹铃的热情呼唤，留给了它一个冷冰冰的后背，想继续睡个回笼觉。

"起床了，起床了……"妈妈风风火火地闯进房间，一把掀开了她的被子。小茯苓只得揉揉惺忪的睡眼，不情不愿、磨磨蹭蹭地爬了起来。

吃过妈妈做的美味鸡蛋饼，小茯苓蹦蹦跳跳地去学校了。走到学校门口时她碰到了拎着书包晃荡的大胖。

大胖是小茯苓的同学，本名熊壮壮，由于块头大，活像一只胖墩墩的大笨熊，又仗着自己身高体壮，在校园里横行霸道，欺负同学，得名"大胖"。

　　见到小茯苓，大胖举起锤头般的拳头抵在她脑门上吓唬她，"昨天考试为什么不让我抄？嗯？"说着，从鼻子里发出一声冷哼。

　　小茯苓胆战心惊地闭上了眼睛，忍不住替自己辩解："老师说考试要自己做自己的……"

　　"大胖，你又欺负同学！"

　　突然，一个严厉的声音从天而降，小茯苓睁开眼睛看到了班主任刘老师。刘老师整个人沐浴在朝阳中，像一尊救苦救难的观世音菩萨，正严厉而愤怒地瞪着大胖。

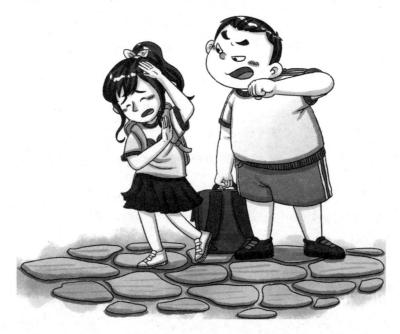

"老师，我没欺负她，我跟她开玩笑呢……"说完一溜烟跑进了学校。

"谢谢老师。"小茯苓感激地冲刘老师鞠躬。

刘老师摸了摸小茯苓的小脑袋，无奈地叹了一口气。

大胖是班里最调皮捣蛋的学生，不仅成绩"大红灯笼高高挂"，还屡教不改，班里几乎所有的坏事和恶作剧都能跟他扯上关系，可以说是"无恶不作"。

他最喜欢捉弄同学，往他们椅子上抹胶水；或画个乌龟悄无声息地贴在他们后背上；有次甚至把一只癞蛤蟆放在林夏夏的文具盒里，等林夏夏浑然不觉打开文具盒拿笔时，被跳出来的癞蛤蟆吓了一跳，尖锐的惨叫声传遍了整个校园……

于是乎，大胖的爸爸妈妈几乎天天被"请"去学校，不是跟其他同学家长道歉，就是向学校做深刻检讨，一次次保证一定管好大胖。

最初他们还诚惶诚恐、战战兢兢，慢慢变成了无奈，最后变成了不停哀求，希望老师帮忙管教，说他们好话说尽，甚至用皮带抽过大胖，大胖每次哭爹喊娘照单答应，可回到学校依旧我行我素，不知悔改。

最后，所有人都拿大胖没有了办法。

小茯苓理解不了老师的头痛万分，期待做尽坏事的大胖"倒个大霉"。

这次不知道是不是老天爷听到了她的诅咒，刚一进教室她就发现大胖"疯"了。

"疯"了的大胖，步履蹒跚，面色潮红，呼吸急促，仿佛喝醉了酒一般，嘴里胡言乱语，手舞足蹈，疯狂地把书桌上的书本、铅笔盒统统扫到地上。

"中邪了？"

"疯了！"

眼看大胖睁着铜铃大的眼睛要袭击同学，班长李晓当机立断喊道："快，快拦住他！"

几个胆大的男同学，赶忙蹿上去抓他的手、抱他的腰，奈何大胖的力气大得惊人，差点把好几个同学甩出去。

终于，在大伙的齐心协力下，大胖被摁倒在地，但嘴里还不时发出杀猪般的嚎叫……

等班主任刘老师闻讯赶来时，教室里是一派劫后余生的场面。原本摆得井然有序的桌椅像被龙卷风卷过似的东倒西歪，几个大胆的男生正七手八脚拽胳膊压腿地摁着大胖，其他人都惊魂未定地躲在教室各个角落。

刘老师迅速从慌乱中镇静下来，马上掏出手机打了120。

一阵兵荒马乱后，大胖被120急救车送去了医院，车上还有毛毛、田小七、李晓等几个被老师喊去帮忙的男生。

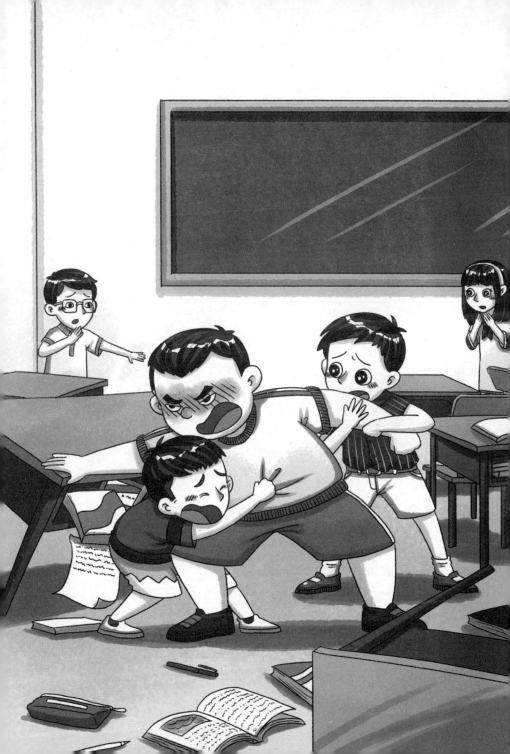

煎饼果子和豆浆

　　根据症状，医生高度怀疑是食物中毒，经过一系列紧张的催吐和洗胃，大胖很快从急救室里被推了出来。

　　或许是催吐把毒都吐了出来，或许是打的点滴起了作用，大胖慢慢恢复了神志，人也清醒了过来。

　　当然，洗胃和催吐把他折腾得够呛，好在他平时身体健壮得像头小牛犊，这会儿也只是小脸蜡黄，精神萎靡，再没有了平时欺负人时的霸道嚣张，此时仿佛变成了一只温顺的小绵羊。

　　随后赶来的大胖妈妈看到躺在病床上的儿子，心疼地大呼小叫。听说儿子可能是食物中毒，她立即止住哭声，瞪大了难以置信的眼睛："早晨就吃了一碗面条，怎么会中毒呢？"

　　大胖虽然平时霸道嚣张，本质还是个孩子，见到妈妈，咧着嘴巴，拖着长腔，"妈——"，嚎啕大哭起来……

　　出了这样的事情，学校有难以推卸的责任，班主任刘老师脸上布满愁云。

"你们家还有谁吃了面条？"刘老师百思不得其解，一家人吃饭怎么就只有大胖发生了中毒呢？

"我早晨减肥不吃主食，只喝一碗燕麦粥，大胖爸爸都是去单位食堂吃。"大胖妈妈回忆道。

"那就只有大胖一个人吃了面条吗？"刘老师觉得更加头疼了。

"是啊，一碗面条都被他吃了，这还不够他吃的，出门时直嚷嚷没吃饱呢。"大胖妈妈详细描述了早晨的情景。

唯一的物证也消失了，刘老师头疼得更厉害了，好在刚才叮嘱了医生把大胖的呕吐物拿去化验，希望能发现线索。

"是他，肯定是他害我！"正在大家一筹莫展的时候，大胖突然带着哭腔大声喊叫起来。

"谁？"大胖妈妈急切追问。

"毛超，肯定是毛超。"大胖咬牙切齿，面目狰狞。

"不许胡说！"刘老师明白事情的严重性，严厉制止了大胖。

"就是他，我不就是吃了他几个煎饼果子，喝了他几杯破豆浆么，居然下毒害我！哼！看我回去怎么收拾他。"大胖声嘶力竭大喊大叫，差点把打点滴的吊瓶扯掉，把病房内所有的人都吓了一跳。

"到底怎么回事？"大胖妈妈首先反应过来。

　　大胖支支吾吾，一副欲言又止的样子。

　　"你不说没关系，我们可以去问毛超！"刘老师知道怎么威胁大胖。

　　"我在家吃了一碗面条，没吃饱，刚出门就碰到了毛超，他正提着煎饼果子和豆浆，我就……"说到关键地方，大胖突然停顿下来，虽然他对自己的所作所为不当回事，但是在刘老师面前还记得要收敛一些。

　　"你就抢了毛超的煎饼果子和豆浆？"刘老师毫不客气地揭穿了他。

　　"毛超的早餐本来打算自己吃的，怎么可能下毒？"班长李晓觉出不对劲，首先提出反驳。

　　"除非他是诸葛亮，掐指一算，算到早餐会被你抢走。"毛毛不屑地撇撇嘴。

　　大胖哼哼唧唧了半天，仍理直气壮咬牙坚持，"就是他！"

　　"为什么这么肯定？"刘老师觉得肯定事出有因。

　　"我……我……我最近一直在吃他的早餐，他肯定是气不过，故意在早餐里下了毒。"

　　"啊？"大家瞪大了眼睛，原来大胖不仅在学校欺负同学，在校外也没少为非作歹。

　　班主任刘老师眉头紧锁，毛超平时胆子比老鼠还要小，说他下毒，谁信啊。

可大胖妈妈信啊，她怒不可遏，坚信毛超毒害了自己儿子。

刘老师急忙劝慰："大胖妈妈，我们不能听孩子一面之词！凡事都要讲究证据，我们还得听听毛超怎么说。"

"哼，还有啥可说的，我儿子早晨就吃了面条和他的早饭，总不会是我自己下毒害儿子吧，不是他还有谁？"大胖妈妈咬牙切齿，咄咄逼人。

正坐在教室里的毛超，打了个大大的喷嚏。

毛超是个敏感的孩子，一向和蔼可亲的刘老师一脸严肃地把他从教室叫出来时，他就预感到大事不妙。果然，刘老师虽然话语委婉，他还是很快就明白了话外之意，他立马涨红了脸，生气地嚷道："你们是在怀疑我？"

"我们不是怀疑你！你也知道，大胖说除了面条就吃了你的早餐，结果就中毒了，我们既要为你负责，也要为大胖负责。"刘老师马上安慰道。

"他中不中毒跟我没关系，"毛超倔强地说："反正我没下毒。"

"那他为什么坚持说是你下毒呢？"刘老师耐着性子寻求答案。

听完毛超的叙述，刘老师终于明白了事情的来龙去脉。

原来，毛超妈妈每天早晨都要出门卖早餐，由于出门太早，没法给儿子做早饭，所以会在出门前给儿子留一个煎饼果子和一杯豆浆。有时候毛超起床晚了，就拿着早餐边走边吃。可倒霉的是有一次被大胖碰上了，可想而知，那顿早餐最后进了大胖肚子。

自从第一次品尝了毛超的早餐后，一连三天，毛超的早餐都进了大胖的肚子。

毛超欲哭无泪，敢怒不敢言，不吃早餐自己就要饿肚子。可是他又能怎么办呢？既不敢跟妈妈说，又不敢反抗，更不敢让老师知道，否则只会被欺负得更惨。

今天早晨，大胖吃完面条上学的路上，恰好又"笑纳"了毛超"上供"的煎饼果子和豆浆。

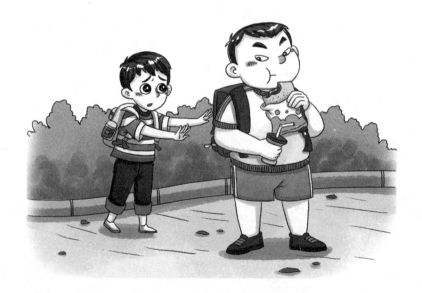

偏偏这么巧，大胖就"中毒"了。

毛超欲哭无泪，本来自己是受害人，却成了"嫌疑人"，真是跳进黄浦江也洗不清了。

刘老师以手扶额，头疼不已，大胖一口咬定是毛超投毒，可老实巴交又胆小的毛超无辜喊冤。

这可如何是好，这个大胖好端端的怎么会无缘无故中毒了呢？到底谁才是"凶手"呢？

古怪的药方

林夏夏和小茯苓是毛超的忠实拥护者。

可毛毛却持有不同看法："别忘了，兔子急了还会咬人，毛超天天饿肚子，说不定就想给大胖一个教训呢。"

说完，又补充了一句："不管是谁干的，反正是大快人心。"

"小七，你怎么看？"小茯苓看着田小七深思的模样问道。

田小七摇了摇头，一副难以抉择的样子。

"要是柯南在就好了！"林夏夏最近迷上了日本动画片《名侦探柯南》，现在已经是一枚妥妥的柯南粉了。

"哼，柯南？一个乳臭未干的臭小子，怎么能跟我比。"毛毛看不惯林夏夏的花痴样，觉得自己比柯南更英明神武。

"你？"林夏夏满脸不屑，指着毛毛的鼻子，"你还想当侦探？"

"我为什么不能当侦探？"毛毛被激怒了，"我今天偏要当

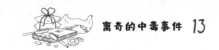

侦探。"

眼看一场"世界大战"又要爆发，小茯苓恰到好处地提议："我觉得毛毛的想法不错，咱们可以成立一个侦探小组。"

"侦探小组？"几人吃惊地瞪大了眼睛。

当侦探，大胆推理，细心求证，这是多么新奇而又刺激的一件事啊，光想想都能令人兴奋不已。

"好啊，我要加入！"

"我也要参加！"

"还有我！"

四个小伙伴一拍即合，全然忘了刚才的不快，立马决定成立一个"探案小分队"展开调查，寻找大胖食物中毒的真相。

"谁当组长？"林夏夏提出了一个关键问题。

伙伴们你看看我，我望望你，谁都想当组长，但谁都不好意思说出来。

"咱们实行民主制，每个人都是组长，遇到问题共同讨论。"田小七提出了一个自认为公平的提议。

"同意！"

"通过！"

"好！"

毫无争议，全票通过。

"破案无外乎几个因素：动机、凶器、方式。"小茯苓一副女侦探的语气。

"动机：长期被压迫，反抗是必然。"林夏夏唯恐落后，抢先回答。

"凶器：某种毒药，有待确定。"田小七继续接力。

"方式：食物中毒，神不知鬼不觉。"毛毛也不甘示弱。

现在看来，首先要搞清的问题是大胖中的是什么毒。

小分队经过仔细讨论，决定兵分两路，田小七和林夏夏去医院找医生打探大胖中毒情况，毛毛和小茯苓密切关注毛超，寻找可疑线索。

回到教室，毛毛和小茯苓密切关注着毛超的一举一动，不知道是不是心理因素，两人总觉得哪里不对劲，可是仔细观察却没发现任何蛛丝马迹。毛超跟平时一样：沉默寡言，不主动举手回答老师问题，下了课也不像其他男同学那样嬉笑打闹成一团。

就在小茯苓以为一无所获的时候，她无意瞄了一眼毛超的桌洞，居然真的发现了一个可疑的情况：毛超的书包鼓鼓囊囊，像是藏了什么东西。

小茯苓的好奇心被勾了起来。她把这个线索悄悄告诉了毛毛，毛毛按耐不住，立马就要去查看毛超的书包，小茯苓急忙制止了他的鲁莽行为，两人计划趁着课间操教室没人的时候探个究竟。

终于熬到下课铃声响起，同学们陆续走出教室奔向了操场，毛毛自告奋勇在门口放风，小茯苓去侦查情况。

毛超的书包鼓鼓囊囊，被塞在狭小的桌洞里，很难掏出来。小茯苓费了好大的劲才把它从桌洞里拽出来，打开后居然发现了两包方方正正的黄色牛皮纸包，纸包用相同颜色的牛皮纸线包扎成十字交叉形。

小茯苓对这种纸包再熟悉不过了，在爸爸坐诊的诊所里，她看到过无数次，更何况还有浓郁的药香味飘出来，别人或许闻不出来，小茯苓可是一闻就知道这两包是中药。

牛皮纸里包的是什么药呢？她虽然好奇，却没敢打开，因为她知道牛皮纸有专门的捆扎方法，担心打开后恢复不了原样。

好在毛超的文具盒里还有一张对折的白纸。小茯苓打开一看，是一张 S 医院的门诊处方笺，处方笺上写满了龙飞凤舞的中药名，显然就是那包中药的药方。

"毛超家有人生病了？"小茯苓心里犯着嘀咕，眼睛却像扫描仪一样，把那张药方里的药名来来回回"扫描"了好几遍。

"快点！有人回来了！"小茯苓刚把现场恢复原样，放哨的毛毛已经急吼吼催促起来。

田小七和林夏夏也从医院打探来了新消息。大胖的呕吐物已经送到化验室去化验了，虽然还不能确定中的是什么毒，但

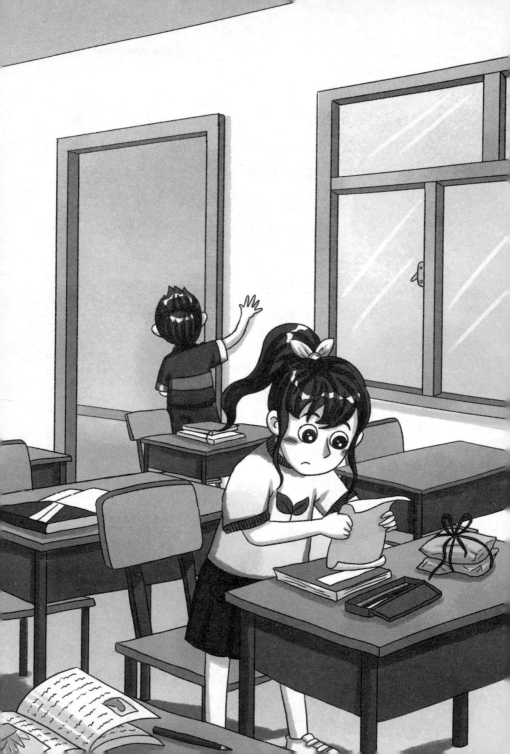

根据临床症状及医生经验来判断，应该不属于西药范畴，因为西药毒性比较剧烈，所以，大胖中的毒更像是草药类毒。

把两条线索合并到一起，探案小分队异常兴奋：毛超抓了中药，大胖中了草药毒，大胖早上吃了毛超的早餐，这一系列线索串起来，会不会毛超抓了有毒中药，然后把毒下在了早餐里，故意报复大胖呢？否则怎么会有这么巧的事儿？

如此说来，那张药方上的某种"毒药"，或许就是他们要找的"凶器"。

这可大大出乎意料了。

"现在的任务就是拿到药方。"林夏夏一副女诸葛的模样。

毛毛两手一摊，耸耸肩膀："别看我，我是放哨的。"

"药方我已经拿到了！"在伙伴们惊讶的目光中，小茯苓指了指自己的脑袋。

原来小茯苓早就跟随爸爸学到了不少中药知识，又加上在"芝麻开门小学"的学习经历，她大小也算是半个"药师"了，虽然只是匆匆浏览了药方几眼，那些药名已经深深刻在她的脑子里了。

"有乌梢蛇、制川乌、制草乌、桑枝、甘草、蜈蚣、桂枝、细辛、雷公藤、红花……，对了，还有乳香和没药。"小茯苓对自己的记忆很自信，也很满意。

田小七忙从书包里掏出一个本子，把这些药名记录下来。

"这个药方有点古怪，川乌、草乌和蜈蚣都是有毒中药。"田小七边说边用铅笔在三味药材名字上分别画了个圈。

"难道真是毛超下毒？"伙伴们难以置信地你看我一眼，我瞪你一看，显然谁都不愿意相信这个结果。

"如果真是毛超下了毒，会受到惩罚吗？"林夏夏怯怯地问。

"那肯定啊，首先要赔大胖家一大笔住院费吧。"毛毛挖挖耳朵，一副为林夏夏智商着急的表情。

"听说毛超爸爸有病，全家生活都靠他妈妈卖早点维持。"一向不爱八卦的田小七不知从哪里打听到了毛超家的情况。

"可怜的毛超，这次闯大祸啦！"小茯苓深表同情。

"要不，要不，咱们的侦探任务，到此为止吧。"林夏夏边说边小心地看大家的反应。

"说什么呢你？一点儿科学探寻精神都没有。"毛毛驳斥完林夏夏，却发现田小七和小茯苓都没有声援他的意思。

谁也不愿意承认毛超是"凶手"，但证据却指向他，大家心里非常矛盾，一边是"人情"，一边是"法律"，好矛盾啊。

细辛不过钱

　　小茯苓垂头丧气地回到家里，听到爸爸正在阳台打电话，"……病号的不适症对不起来……"

　　"症状对不起来，对不起来。"仿佛一丝光照亮了黑暗，小茯苓如醍醐灌顶，"如果药方中的毒跟大胖的中毒症状对不起来，是不是就能给毛超洗刷冤屈呢？"

　　她高兴坏了，一骨碌从沙发上跳起来，抱住正在收拾卫生的妈妈狠狠亲了一口，"妈妈，我知道了，我知道了"，说着蹦蹦跳跳跑到书房去了。

　　妈妈被亲的莫名其妙，摸着被亲的脸，嗔怪着："这孩子，大惊小怪。"

　　爸爸打完电话，看到小茯苓正在翻腾他的宝贝专业书，好几本大部头的药学书籍已经被她从书橱里抽了出来。

　　"咦？这是在忙什么？"爸爸不明所以。

听小茯苓讲述完事情的前因后果，爸爸很惊喜，也很欣慰，自告奋勇给女儿当免费顾问。

爸爸告诉小茯苓那张"古怪的药方"一点儿也不古怪，那是一个治疗风湿类疾病的常用处方。

"风湿病？"小茯苓觉得这个名字有点熟悉，却不知道什么意思。

"风湿病是指能引起骨骼、肌肉慢性疼痛的一大类疾病，目前能叫上名字来的有三百多种，其中发病率最高的一种叫风湿性关节炎，是一种严重危害人类健康、致残率很高的自身免疫性疾病，因此又被称为不死癌症。"

"啊？"小茯苓大吃一惊，不由自主替毛超担忧起来："听说毛超爸爸常年生病，会不会……会不会就得了这个病？"

细辛

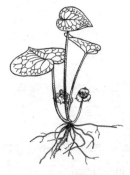

细辛来源于马兜铃科植物北细辛、汉城细辛或华细辛干燥的根和根茎，因根细味辛得名细辛。

细辛味辛性温，有小毒，是中医临床常用的解表药，有解表散寒、祛风止痛、通窍、温肺化饮等功效。细辛既能外散风寒，又能内祛阴寒，同时止痛、镇咳功效较佳。

细辛可以通鼻窍，治疗感冒鼻塞或是鼻渊等。既可煎汤口服，又可用散剂鼻腔给药，即用一个小管，把粉末轻轻吹到鼻腔中，能够较好改善鼻塞不通或者浊涕不止的症状。

爸爸没有回答女儿的疑问，继续解释，"得这个病的患者，一般都非常痛苦，严重的可以说是'生不如死'。"

听到爸爸的话，小茯苓对毛超的担忧又增添了几分。

爸爸建议小茯苓把每味毒性中药的毒副作用单独列出来，看看是否跟大胖的中毒症状相吻合。

"制川乌、制草乌、细辛、蜈蚣，还有雷公藤"，借助工具书，小茯苓把可疑毒药挑出来给爸爸看。

"细辛是否有毒一直存在争议。"爸爸看了宝贝女儿整理的目录，从专业角度指出问题。

"可书上说'细辛不过钱，过钱命相连'，这里的'命相连'不就是害人性命吗？"小茯苓引经据典。

爸爸欣慰地笑了起来："'细辛不过钱，过钱命相连'最早记载于宋代陈承的《本草别说》，有'若单用末，不可过半钱匕，多即气闷塞不通者死'。"

小茯苓摇摇头，表示难以理解。

爸爸耐心解释："这里的钱是个量词……"

"钱不是用来花的吗？怎么成了量词了？"没等爸爸说完，小茯苓就打断了他的话。

爸爸笑了起来，"我们现在用的钱币不论是硬币还是纸币，都有统一的标准。但在古代，钱币却不像现在这般统一。古代的货币标准非常混乱，尤其是在南北朝时期，割据政权不断更替，不断铸造自己私有的货币，因而也就造成了币制混乱和铸币失控。为了改变这种状况，汉武帝下令禁止郡国铸钱，要求他们把各地私铸的钱币运到京师销毁，将铸币大权收归中央，由中央成立了专门机构铸造货币。终于，中央于公元前118年铸成了一种重量、形状标准统一的钱币，这种钱币因币面上铸有'五铢'两个篆字，而被称为'五铢币'。"

"然后就用这种五铢币量取药材？'"小茯苓的小脑瓜果然转得足够快。

"没错，五铢币不仅可以当货币流通，还是古代量取药末的器具。"爸爸点头称是。

"我明白了，这个量词'钱'跟今天的'克''斤''两'性质差不多。"

爸爸继续点头，"五铢钱是我国钱币史上使用时间最长的金属货币，历经约四百年，它在我国五千年货币发展史上具有深远影响，奠定了中国硬通货铸币外圆内方的传统，而外圆内方则象征着天地乾坤。"

"它是怎么量取药材的呢？"小茯苓难以想象用钱来量药材的情景。

"五铢币外圆内方，除去方孔，其余部分都可量取药材。"爸爸连比划带描述地解释。

小茯苓点点头表示理解，但新的问题又出现了："一钱币和半钱币的区别是什么呢？"

"一个五铢钱币上能放的最多药末量就是一钱，而半钱就是半边钱币所能盛取的量。"

在爸爸的耐心解释下，小茯苓总算明白了钱币做计量单位的使用方法。

爱追根问底的小茯苓又有了新的疑惑："既然《本草别说》

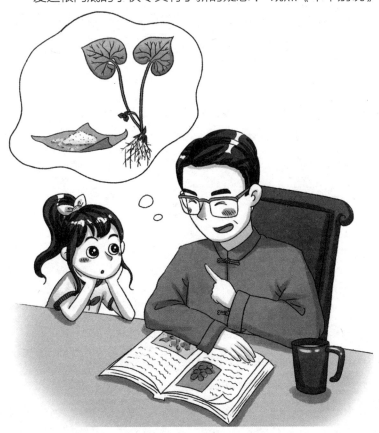

中记载细辛使用'不可过半钱匕',为什么口诀中却说'不过钱'呢,应该是'不过半钱匕'啊?"

"这个啊,是你们敬爱的李时珍伯伯改的。"爸爸摸摸小茯苓的小脑瓜,和蔼地答道。

"啊?李时珍伯伯。"小茯苓想起了在芝麻开门小学度过的那些美好的过往。

"李时珍在《本草纲目》中转述陈承的内容说'若单用末,不可过一钱,多则气闷塞不通者死'。"

"这么说来,李时珍伯伯虽然在《本草纲目》中收录了陈承的话,但却把'半钱匕'改成了'一钱匕'。"

"没错,所以在《本草纲目》中记载细辛'有小毒',就是有毒但毒性不大的意思,其实很多古代方剂中用到的细辛剂量都比较大,有的甚至用到十克到十五克,甚至更多。"

"那会不会毒死人啊?"小茯苓担忧地说。

爸爸笑着摇头,"你好好看看《本草别说》中的话,'若单用末',前提是'单用末'。"

"我明白了,就是说细辛单味研末吞服时剂量不可过钱,其他使用方法可以过钱,对吧?"小茯苓高兴地推理。

"没错,细辛跟其他药一起煎煮时剂量可以过钱,但是由于很多人不理解这句话的使用前提,使得'细辛不过钱,过钱命相连'成了细辛的使用古训。"

"为什么细辛煎煮时可以过钱呢？难道煎煮方法对细辛毒性有影响？"小茯苓继续打破砂锅问到底。

"细辛的主要毒性成分是一种叫黄樟醚的挥发油，这种成分在水中煎煮二十到三十分钟后，会大量挥发，使细辛毒性降低，甚至消失。"

小茯苓点点头，表示理解。

"如果用细辛来下毒？你会怎么使用呢？"爸爸引导小茯苓回到最初的话题。

"如果是我，肯定不会使用粉末，因为细辛这味药材'根极细味极辛'，它的味道太烈了，不适合下毒。"小茯苓慎重地回答。

"所以，我只能考虑使用细辛的煎煮液，这样一来，细辛的毒性就大大降低了。所以，细辛的嫌疑可以排除了。"小茯苓恍然大悟。

爸爸赞赏地点点头，由衷地为女儿的聪慧感到高兴。

剩下的几味药材中，草乌和川乌对小茯苓来说并不陌生，他和伙伴们曾经去大森林里挖过这两味药材，在芝麻开门小学学习时还曾与这两味草药小妖一起并肩学习过。

而蜈蚣是一味动物中药，又称"百脚虫"，不管是被它咬伤还是内服都可能会中毒，尤其是内服后会出现发热头晕、恶心呕吐、腹痛腹泻、全身无力、呼吸困难等症。这跟大胖中毒后亢奋不已的症状根本对不起来，还有就是蜈蚣是味动物类中药，腥臭味太强，在食物中下毒味道太冲，所以也可以被排除。

这几味药材都好说，让小茯苓感到头疼的是雷公藤，她还是头一次听说这个药名。

"雷公藤是一味民间中草药，在日常生活中用的并不多，所以对你来说比较陌生。"爸爸的话解答了小茯苓的疑惑，"它有大毒，根皮、茎干、叶、花及嫩芽均有毒，主要用来治疗关节炎及皮肤病，并且它的毒性大小与用药剂量有关，用药剂量越大，毒副作用也就越明显。"

看小茯苓听得认真，爸爸继续讲述，"雷公藤的毒性主要表现在消化系统方面，中毒后会出现恶心、呕吐、剧烈腹痛和指甲青紫等症状，甚至还会引起消化道出血。"

"跟断肠草很相似。"小茯苓若有所思。

"没错，所以它也属于断肠草的范畴，为了减少对胃肠道

蜈蚣

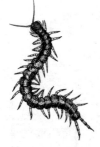

蜈蚣为蜈蚣科动物少棘巨蜈蚣的干燥体，性温、味辛，有毒，具有息风镇痉、攻毒散结、通络止痛的功效。主治痉挛抽搐，疮疡肿毒，瘰疬结核，风湿顽痹，顽固性头痛。

一般在春夏二季捕捉蜈蚣，用竹片插入头尾，绷直干燥，所以市场上见到的商品蜈蚣多带竹签。蜈蚣腥臭，多入丸、散，或研末调敷外用。

的刺激作用，服用雷公藤多在饭后进行，同时也会服用一些保护胃黏膜的药来辅助治疗。"

在爸爸的鼎力相助下，小茯苓花了大半个晚上，终于把几味可疑有毒中药的资料整理完了。虽然有点累，她却非常开心，也更加体会到了"知识就是力量"的含义，同时也坚信了毛超的无辜。

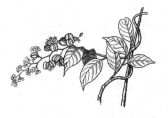

雷公藤

雷公藤为卫矛科植物雷公藤的木质部，多分布在长江流域以南各地及西南地区。因其皮部毒性太大，入药时常被刮去。

雷公藤味辛性苦，大毒，入心、肝经，具有祛风除湿、活血通络、消肿止痛、杀虫解毒等作用，主要用于各种风湿性关节炎、肾病综合征、红斑狼疮等。雷公藤对人体的毒性主要有两种作用渠道：胃肠道局部刺激作用和中枢神经系统损害，中毒后急救措施为催吐、洗胃、灌肠、导泻等一般方法。

大胖狙击战

第三天早晨，出院后来上学的大胖引起了一阵骚动。

"大胖来了！"坐在门口的一个女生低声跟同桌通报消息。

"哪呢？哪呢？"

"他出院了？"

很快，有好事的同学伸长脖子往门外张望。

话音刚落，大胖已经站到了教室门口。

他目无表情，一言不发，无视同学们惊讶与诧异的眼光，眼睛只管恶狠狠地瞪着毛超。

教室里鸦雀无声，所有人都瞪大眼睛，等待着大胖发飙。

而毛超一见他在教室门口出现就低下了头，他害怕大胖的拳头，更不敢跟他对视，这个动作让大胖更加坚信毛超心里有鬼。

奇怪的是，大胖并没有发飙，也没有找毛超麻烦，而是板着一张脸，径直走到了自己的座位上。

这可大大出乎同学们意料，因为大胖从来都是有仇必报、绝不过夜的性格。

毛超提心吊胆地过了一上午，什么事都没有发生。

就在他以为大胖会放过自己的时候，大胖的报复刚刚开始。

最后一节体育课结束，他回教室拿书包，一进教室就感受到了同学们同情的眼光，他不明所以，望向自己的书桌，这才发现书桌上的书本、文具都被扔到了地上，书本还被人狠狠踩过，上面印着好几个黑黑的大脚印。文具更是被踩地七零八落。散落满地的笔，断裂成好几截的尺子，还有被割开了好几个大口子的书包，此时正毫无生气地躺在地上，简直惨不忍睹。

望着那个瘪瘪的书包，毛超突然想起来一件事情：爸爸的中药呢？他心慌意乱，下意识地看向大胖，只见大胖迎着他的目光，脸上是一种"你死定了"的嚣张表情，唇角更是挂着一抹得意的笑。

"是不是在找你的作案工具？"大胖得意洋洋，"砰"的一声，把两包中药砸到了毛超的书桌上。

"好你个小气的毛超，我不就吃了你几个煎饼果子么，居然这样暗害我！"大胖恶狠狠地指责毛超。

"我……，我没有。"毛超前所未有地愤怒。

"不是你难道是我自己下毒？"大胖瞪着毛超，眼睛里快要冒出火来。

"你哪只眼睛看到毛超下毒了？"有胆大的同学替毛超打抱不平。

"还用我看到么，这就是证据！"大胖指着两包药，"他用中药毒我。"

"这是给我爸抓的药，根本就不是毒药！"毛超整张脸涨得血红。

"哼"，大胖用鼻子冷哼一声，不屑于毛超的狡辩："医院化验结果说我中了啥碱毒，那种毒只在植物中存在。咱们班就你每天抓药，我又吃了你的东西，不是你又是谁？"

"啊？"众人吃惊不已，望望毛超，又瞅瞅那两包中药，如此说来，这两包中药确实有很大嫌疑，原本坚信毛超的同学态度也开始发生了动摇。

迎着无数道审视的目光，毛超全身的血一下子冲到头上来了，他虽然是小孩子，却极要面子，想到以后要背负一个给同学下毒的恶名，他再也忍受不了，疯了般朝大胖扑了过去……

大胖没想到平时性格怯懦的毛超居然敢反抗，愣神过后，和毛超扭打到了一起，大胖比毛超高半头，又长得人高马大，很快就把毛超摁倒在地。

班长李晓一看情况不对，马上招呼几个男生把两人拉开了。

感觉吃了大亏的毛超委屈极了，他用袖子抹了一把眼泪，大哭着跑出了教室，差点与刚进教室的小茯苓撞了个满怀。

这一变故让所有人都傻了眼。

李晓气喘吁吁，眉头紧锁，"大胖，你太过分了！"

"就是，无凭无据。"

……

大家众口一词地谴责大胖。

小茯苓更是义愤填膺："大胖，你的中毒跟毛超真没关系。"

所有人的目光一下集中在了小茯苓身上，尤其是大胖，难以置信地大吼大叫，"你胡说。"

"我没胡说，你的中毒症状跟毛超的中药对不起来。"

有了充分的证据，小茯苓自信满满，这会儿也不再惧怕大胖。众目睽睽之下，她径直打开一个中药包，把里边几味特殊的药材挑拣出来，"这是制川乌，这是制草乌，这是细辛，还有这是雷公藤和蜈蚣，都有毒。"

同学们吃惊地瞪大了眼睛，因为他们根本不认识这些中药，更别提哪些是有毒中药了。

"川乌、草乌及雷公藤又被称为'断肠草'。"明白了小茯苓的意图，毛毛也跑过来助阵。

谁知他话音刚落，就传来了一阵阵惊呼和吸气声："断肠草""肠子都要断了啊""太可怕了""断肠草不是只有武侠小说中才有吗"……

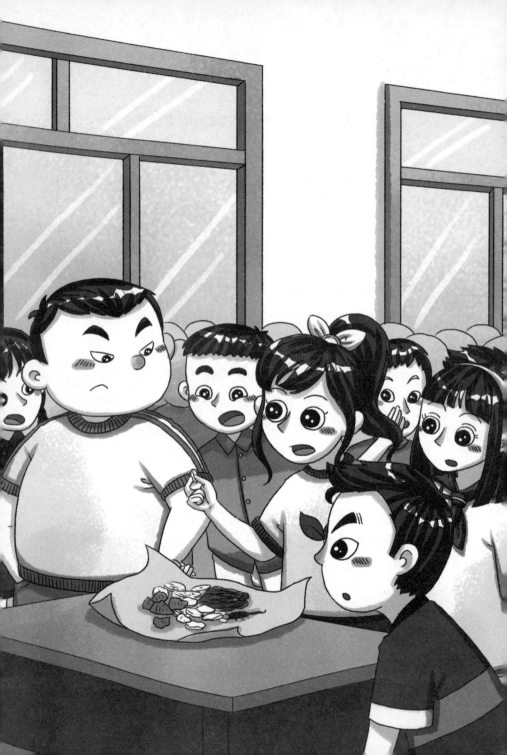

都说三个女人一台戏，一群小学生凑到一起就像搭了好几台戏。

等着听结果的大胖忍无可忍，用力猛拍桌子，"吵死人啦！"

如同沸水锅里加了一瓢凉水下去，满室喧闹瞬间化为鸦雀无声。

大胖指着小茯苓："你继续说。"

"断肠草是指一些因服用方法不当或误服后对人体胃肠道产生强烈毒副反应的草药或植物。误食川乌、草乌和雷公藤后会引起恶心、呕吐、失去知觉等症状，跟你那天胡言乱语、拿书包砸人一点儿也对不起来。"小茯苓尽量学着爸爸的语气，字斟句酌地解释那些拗口的术语。

"对啊，你那天还出现了幻觉，说有人要杀你！"有个同学激动地说道。

"可不，那么亢奋，好几个人都摁不住你。"又一个实锤。

大胖不知该如何回答，但仍梗着脖子硬气地反驳："谁知道他用的是不是这些中药，说不定他换了其他的呢？"

"大胖，你这样讲就不讲理了啊。"班长李晓出来主持公道。

"毛超爸爸得了风湿性关节炎，好不容易找城南一个老中医给看了病，那个老中医给他开了一个药方，说坚持吃才会有效，毛超每天抓的都是同一副药。"有班长撑腰，瘦高个的于田也敢大胆直言。

"你怎么知道他就抓一副药？"大胖没好气地反驳。

"毛超住我家隔壁，他家的事儿都瞒不过我妈。"于田答得理直气壮。

"哼，你们合伙欺负我"，大胖扔下一句话，气呼呼地走了。

"小茯苓，你可真厉害，懂得真多！"班长李晓朝小茯苓竖起了大拇指。

"没想到你还是个'中药通'。"

小茯苓平时在班里不显山不露水，没想到在这次"大胖狙击战"中超常发挥，一鸣惊人，真是人不可貌相，海水不可斗量，这下可让大家对她的印象大大改观。

在一片花团锦簇的赞美声中，小茯苓不好意思地脸红了。

令大家万万没想到的是，受了委屈回到家的毛超居然自杀了！

是中毒不是自杀

"毛超自杀了！快，快去看看。"小茯苓碰上了风风火火的毛毛。

"啊？自杀？真的假的？"小茯苓脑子一片空白。

"当然是真的，于田亲眼看到毛超被 120 接走了，毛超的妈妈哭得快晕过去了。"

"他，他为什么，要自杀？"小茯苓吓得话都说不利索了。

"上午被大胖诬赖，回家想不开就自杀了。"

"现在怎么样了？"

"在医院抢救呢，快，快去看看。"话音刚落，毛毛就一溜烟地跑了，小茯苓顾不上多问，追毛毛去了。

两人上气不接下气地赶到医院，正好碰上从另一个方向跑来的田小七和班长李晓，两人同样气喘吁吁，满头大汗，显然也是听到消息急赶过来的。

抢救室前人不多，一男一女正在垂泪，女的倚着墙，双手捂着眼睛，哭得像个泪人。男的以一种奇怪的姿势坐在地上，双眼通红，一脸担忧地望向抢救室的大门。

"叔叔阿姨好，我们是毛超的同学。"李晓认识班里大多数同学的家长，见到毛超父母忙自我介绍。

毛超的爸爸没想到跑来的几个孩子居然是儿子的同学，忙不迭想站起来，哪知两条腿不听使唤，不光没站起来，还差点摔个倒栽葱。

"唉，我就是个废人！"毛超爸爸自暴自弃地捶着两条腿。

"叔叔，你没事吧？"毛毛忙跑上去搀扶他。

"没事，老毛病了。"毛超爸爸无奈地叹口气。

"毛超怎么样了？"小茯苓眼巴巴地望向抢救室，可惜门关着，什么也看不到。

毛超妈妈带着哭腔说："在抢救……，进，进去好大一会儿了……"

"阿姨，放心吧，毛超肯定会没事儿的。"小茯苓虽然心里担心，还得强装镇定安慰毛超妈妈。

"这个毛超，真是不懂事，怎么能想不开自杀呢？"看到毛超爸爸妈妈如此担心，班长不禁埋怨毛超的冲动。

"自，自杀？"这下轮到毛超爸爸和妈妈傻眼了。

"毛超，不是，不是想不开自杀的吗？"班长李晓回答得毫无底气，他也是听到毛超自杀的消息立马跑过来的，现在看毛超爸爸妈妈的表情，心里意识到可能不是这么回事。

"哪是自杀啊"，毛超妈妈难过地解释："他是吃了猪蹄中毒了。"

"猪蹄？中毒？！"

四个人眼珠子都快瞪出来了，吃个猪蹄还能中毒？大胖中毒之谜还没解开，毛超又吃猪蹄中毒了，太匪夷所思了。

"吃猪蹄怎，怎么，会中毒啊？"毛毛最先忍不住替大家问出了心里的疑问。

"唉，说来话长。"毛超妈妈叹了口气，一脸沮丧。

原来，毛超爸爸的风湿性关节炎越来越严重了，严重到快不能走路了，更别说帮毛超妈妈卖早点了。毛超妈妈病急乱投医，打听到一种草药炖猪蹄效果非常好，后来求人好不容易搞到了这种草药，上午拿回家后就炖了一锅猪蹄，本来想给毛超爸爸吃了治病，结果毛超哭哭啼啼回家了。

毛超在学校受了委屈，只能跑回家跟妈妈倾诉。耐心听完了儿子断断续续的哭诉，毛超妈妈并没有像别的孩子妈妈那样暴跳如雷，气愤地去找大胖算账，她只能愁眉苦脸，唉声叹气。毛超爸爸身体一直不好，全家的生计都要靠她卖早点来维持，赚的那点钱既要给毛超爸爸抓药，又要供毛超上学，还得养活全家吃饭穿衣，生活的苦难早已经把她打磨成一个低眉顺眼的

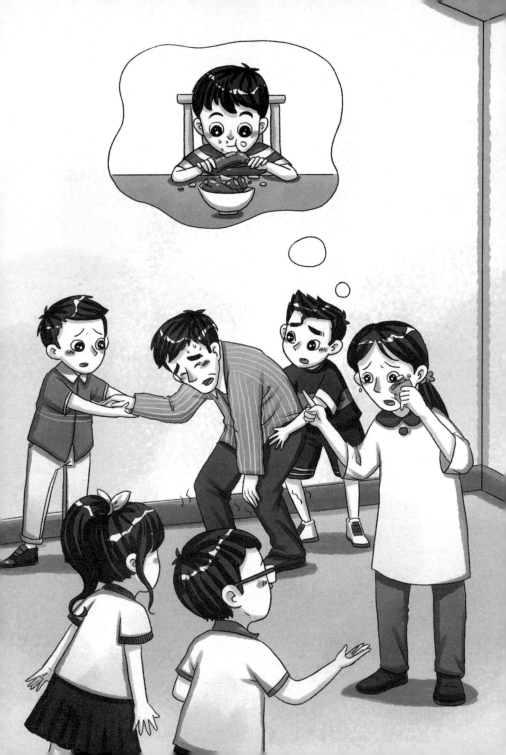

家庭妇女，既使受了委屈，她也只能忍气吞声。

在她眼里，毒是离他们生活十万八千里的事儿，说他们儿子下毒，就是赤裸裸地欺负毛超，但是比起生活的困苦，毛超在学校受的这点委屈远不如那个被割坏的书包令她心烦，因为书包坏了意味着又要花钱买个新的了。

可是毛超抽抽泣泣哭个不停，着实让她心疼。她能想到安慰儿子的唯一办法就是给他做顿好吃的，所以，就盛了一碗刚炖好的猪蹄给毛超吃。

他们家好久没有吃过肉了，毛超看到一大碗香喷喷的猪蹄，馋得口水都快流下来了，立马忘了哭，大口大口吃起了猪蹄。

看到儿子不哭了，毛超妈妈也就该干嘛干嘛去了。

可是没多久，毛超就跑到她面前说嘴麻了，一会儿又说手脚麻了，毛超妈妈开始没当回事，让毛超多喝点水，谁知喝了水也不管用。后来见毛超脸色苍白嘴唇干枯，开始呕吐，她这才真吓坏了，忙打 120 把毛超送到医院来了。

"那个炖猪蹄的草药是什么？"小茯苓小心翼翼地问道。

"在那里。"毛超妈妈指了指窗台，大家这才看到窗台上放着一个饭盒，里边盛着几块没啃干净的猪蹄和几块乌黑乌黑的草根状物。

看到那个黑乎乎的草根状物，小茯苓立马头大了，因为她对那个东西太熟悉了，它就是让很多人闻风丧胆的草乌，也就是所谓的"断肠草"之一。

"这是草乌啊……有毒的……，搞不好会死人啊，怎么能随便吃呢……"毛毛也认出了草乌，不禁埋怨起来。

毛超妈妈难过地低下头，"看毛超不对劲时，我就想到可能这个草药有问题，等救护车来的时候，我把毛超吃剩的猪蹄一起带来了，医生也说这个东西有毒。"

正在这时，抢救室的门打开了，毛超被推了出来，毛超妈妈立马冲到了病床前，大家也围拢了过去。

"医生，我儿子怎么样？"毛超爸爸焦急地问一个医生模样的人。医生摘下口罩，欣慰地说："催吐后又用了解毒药，已经无大碍了，好好养养就没事了。"

毛超闭着眼睛，被折腾地有气无力，一副虚弱的样子。

草乌

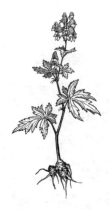

草乌来源于毛茛科植物北乌头 *Aconitum kusnezoffii* Reichb. 的干燥块根，因形似乌鸦头又得名乌头。草乌性热，味辛、苦，有祛风除湿、温经止痛等功效，内服治疗风寒湿痹、肢体关节冷痛、心腹冷痛；外用研末涂敷患处或煎水洗，治疗痈疽疥癣。

因生品毒性大，内服应慎重，临床多用其减毒后的炮制品制草乌。根据"十八反"要求，草乌反半夏、瓜楼、白蔹、白及、川贝母、浙贝母，畏犀角。

看到儿子这个模样，毛超妈妈又悔又恨，用手背抹了一把眼泪，又重复起不知絮叨了多少遍的话："老乡说这个很管用，本想用它来治病，谁想会害了我儿子。"

看到毛超妈妈如此自责，田小七忍不住轻声宽慰她："阿姨，这个草乌确实是一种中药，能祛风除湿、温经止痛，临床上也确实能治疗风寒湿痹、关节疼痛，确实对叔叔的病有帮助。"

"可是它有毒啊。"毛超妈妈仍旧不能接受。

"很多中药虽然有毒，但能治很多疑难杂症，像叔叔的风湿性关节炎，普通的中药对它很难奏效，反而是很多有毒的中药治疗效果比较好。"小茯苓解释道。

毛毛也表示赞同："著名的云南白药中就含有草乌，云南白药具有化瘀止血、活血止痛、解毒消肿的功效，被称为'伤科圣药'，其中起止痛作用的据说就是草乌。"

"啊？"毛超妈妈瞪大了眼睛，"万一，万一毒死人怎么办？"

"草乌因采集时间、加工炮制、煎煮时间、使用方法不同，毒性也不同。草乌有大毒，所以一般多外用涂抹患处，用于治疗痈疽或疔疮，如果内服，一般要经过炮制。"

"炮制？"毛超妈妈显然不理解这个词的含义。

"就是用一些方法让药材的毒性降低，比如说这个草乌，要先用水泡透，再用水煮沸六个小时左右，煮到切开后中间没有干心，用舌头尝有微微的麻舌感，这样的草乌才能口服。"

田小七尽可能通俗易懂地解释制草乌的炮制过程。

"啊？"毛超妈妈大惊失色，"我才炖了两个小时，可能炖的时间不够吧。"虽然不知道制草乌，但她却记住了要煮六个小时才能吃。

"这也怪不得您，没有人提前告诉您。"小茯苓宽慰毛超妈妈。

"所以，阿姨你以后记得去正规医院或门诊给叔叔看病买药，这些道听途说的秘方可别胡乱用了。"一直没插上话的班长提议。

"唉，我卖早点赚的那点钱哪够一趟趟跑医院啊，"毛超妈妈愁眉苦脸："现在吃的药都是一副一副抓，哪有闲钱多抓一副啊。毛超这次住院，又得花一大笔钱，唉！"

毛超妈妈未语先叹气，几个孩子都沉默了，他们生活无忧，虽然不是大富大贵，可也从来没有在钱上为难过，哪里能体会到毛超妈妈的苦楚，但现在看到毛超一家的情况，心里也跟着难过起来。

目睹医闹

看毛超妈妈伤心地抹着眼泪，几个孩子更是替毛超一家的困窘感到难过，全都沉默不语。

突然，门外传来了一声尖锐高亢的女声嚎叫，接着就是一阵嘈杂的吵闹声。

"出事儿了！"爱看热闹唯恐事儿不够大的毛毛拔腿就跑了出去，小茯苓和三个小伙伴疑惑地互相对视了一眼，立马追了出去。

门诊大厅里已经围了不少患者家属，甚至还有推着输液架出来想要看热闹的患者，显然都是被那声尖锐的哭声吸引而来。小茯苓三人费了好大劲才扒开几乎水泄不通的人墙，挤到了最前边的毛毛身边。

原来是一位四五十岁的妇人正情绪激动地抓着一位年轻医生的手大喊大叫。

"你赔我儿子，你们这些庸医，治死了我儿子，你赔我儿子！"妇人发出了抢天呼地的哭声，喊叫声在医院走廊中回荡。

小茯苓的心砰砰跳起来，她从来没碰到过这种场面，虽然不止一次听爸爸讲过医院里患者家属闹事的情形，但真真实实发生在眼前，还是第一次。她知道有的患者家属专门闹事，唯恐事儿不大，目的就是为了向医院索赔，但看这个妇人孤身一人，一副伤心欲绝的样子，显然是真的痛心疾首。

"怎么回事？"围观的人群不明真相，交头接耳，互相打听。

"她儿子是名大学生，因为脱发吃了很多中药，结果引发肝衰竭来这里住院，结果没抢救过来……"有知道内情的人小声解释。

"你赔我儿子……"妇人恶狠狠指着年轻医生，眼看就戳到他的鼻子上了。年轻的医生显然没见过这种场面，吓得面色苍白，连连后退。

"患者家属，请你冷静一下，有话好好说，这样吵闹也解决不了问题。"一位年长的医生挺身站了出来。

啪！妇人二话不说，伸手就打了年长医生一记耳光，"好好说能让我儿子活过来吗？"失去儿子的悲痛让妇人满腹愤怒，这记耳光打得可不轻。

"打人了！"

看到这种情形，众人都愣住了。以前总是在电视上看到新

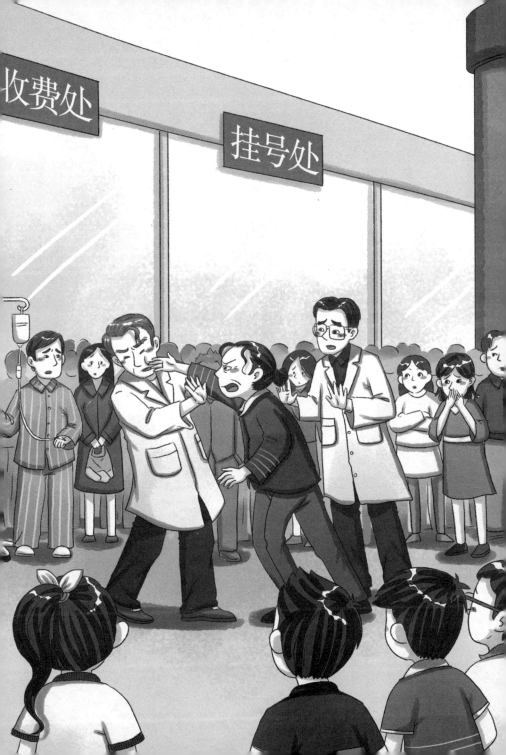

闻，某某医生护士被患者家属打骂，甚至杀害。当时觉得挺不可思议，没想到这样的事就发生在眼前。

年长的医生捂着被打的脸颊，虽然满面通红，却难得地保持了冷静。他强忍着委屈，并未与妇人发生争执，哪知妇人仍不依不饶，继续对医生谩骂推搡，两名医生只能连连后退。

"住手！"就在场面失控的关头，两位医院保安拨开众人赶了过来，阻止妇人的无理取闹。

"他们治死了我儿子！"妇人不满保安的阻止，声嘶力竭地喊道。

"是不是医院治死了你儿子，自有法律解决，你这样胡闹也是要负法律责任的。"保安严肃地警告妇人。

妇人气恼，眼看打不到医生，怒气无处发泄，开始拼命撕打阻止她的两位保安。

一名保安没有防备妇人会对他动手，脸上被妇人的指甲挠了两道红红的血痕，狼狈不堪。

另一名保安忍无可忍，指着胸口露出一半的小型录像设备大声说道："我警告你，你的一举一动都会被这里记录下来，你确定要继续闹下去吗？"

妇人一听有录像，嚣张的气焰立马消了下去，露出了胆怯的表情。但她仍不甘心，跳起脚扑向保安要抢设备，哪知保安早有防备，她扑了个空。

眼见不能再继续撒泼，妇人突然一屁股坐到地上，用手拍打着地面，呼天喊地，"我可怜的儿子啊，你怎么这么惨啊，我好不容易供你上完大学，你却年纪轻轻就横遭不测……"

伴随着妇人不住的哭嚎，医院走廊中围观的人也越来越多，甚至还有些人掏出了手机开始录制起视频来。

看场面一发不可收拾，一位身穿白大褂、领导模样的人忙走上前，轻声而温柔地劝慰："这位患者家属，我是医院医务科负责人，您失去儿子的心情我们感同身受，但希望您能冷静一下……"

"你们把我儿子给治死了！我怎么能冷静下来！"妇人继续两手捶地，嚎啕大哭。

医务科负责人继续耐心而诚恳地对妇人说道："您儿子在我们医院死亡，我们深表同情，您放心，我们一定会给您一个合理的解释，如果还有其他诉求，也请提出来。"

"人死不能复生，该怎么解决就怎么解决吧。"

"是啊，这样闹下去也没意义啊。"

"人家医院都表态了，老人家节哀吧。"

……

众人纷纷表态，妇人知道再闹下去也不会占到便宜，只好不情不愿爬起来，在医务科负责人的陪同下去跟院方进行商谈。

老妇人离去后，众人开始议论纷纷，有的同情年纪轻轻就失去性命的儿子，有的在忧心老年丧子的老妇人，甚至还有人在质疑是否是医院救治不当。

　　只有小茯苓望向了那位无辜被打了一耳光的医生，只见他默默捂着被打的脸颊，低着头悄然离开了。小茯苓心里难过极了，医生救死扶伤，保障了无数人的生命安全和健康，不但没有受到应有的尊重，反而遭到了毫无尊严的践踏。

　　她不禁为医生、为同为医生的爸爸担心起来。但她怎么也没想到，这件事情后来居然上了新闻，引起了社会热议。

食全食美螃蟹宴

毛超自杀的消息把大胖给吓坏了，他万万没想到那个胆子比老鼠还要小的毛超居然敢自杀，好小子，上午不就挨了一顿揍么，居然不声不响干了这么一场惊天地泣鬼神的大事。

尤其是班里同学明里暗里众口一词地谴责他，让他很下不来台。他虽然嚣张跋扈，从不在意别人的看法，但如果毛超抢救不过来，他是不是就是"凶手"，会不会被抓起来坐牢，想到这，他开始坐立不安，完全忘了自己曾经也是个"受害者"。

可是同学们对他又怕又恨，根本没有一个人主动跟他说话，他只能焦急地祈祷毛超平安无事。

班长和田小七带回了毛超已经脱离危险的消息，他长长地舒了一口气，终于不用坐牢了。

他刚松了一口气，就见小茯苓来到了他面前："大胖，毛超抢救过来了。"

"他抢不抢救过来跟我有什么关系!"大胖装出一副拽拽的、无所谓的样子。

"是你逼毛超自杀的。"小茯苓故意说谎吓唬大胖,反正班长只跟同学们说毛超被抢救过来,又没告诉大家毛超中毒的原因。

"你胡说,是,是他自己想不开,管我什么事儿?"大胖虚张声势。

"如果毛超妈妈报警,警察肯定会来抓你。"

"他敢?我还没告他给我下毒呢?"大胖倒打一耙。

"毛超有没有给你下毒,没有人看到,但是你诬赖毛超全班同学都看到了。"

"就是!"

"看到了!"

同学们纷纷支援小茯苓。

"你,你想干什么?"大胖明显心虚。

"要你配合,找出你中毒的原因。"小茯苓说出了最终目的。

"你想知道什么?"大胖投降了,语气也不再嚣张。

"毛超的煎饼果子和豆浆是他妈妈做的早点,他妈妈每天早晨都要做很多来卖,卖给别人吃了都没事,偏偏你中毒了,确实很奇怪。"小茯苓仔细捋了一遍大胖中毒的过程,很多地方都不合理。

"我真的只吃了面条和他的早点。"大胖以为小茯苓不相信他。

"你中毒前一天晚上吃了什么？"小茯苓显然跟大胖的关注点不一致。

"前一天晚上？"大胖表情立马僵住了，中毒前一天晚上他痛痛快快吃了一顿螃蟹宴。

金秋十月，正是螃蟹最肥美的时节，作为一名"吃货"的大胖绝不会错过这么好的美味。

听说"食全食美"大酒店刚从早市运来了一批鲜美肥嫩的大闸蟹，大胖馋地直流口水。不仅如此，"食全食美"大酒店还很会做生意，推出了"消费满两百送五十元代金券"和"吃螃蟹找法海中大奖"的趣味性活动，对大胖来说更是吸引力十足。

经不住儿子的软磨硬泡，大胖妈妈只好带他去打牙祭。

螃蟹

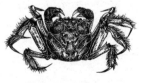

蟹，中药名。为弓蟹科动物中华绒螯蟹 *Eriocheir sinensis* H. Milne-Edwards 和日本绒螯蟹 *Eriocheir japonicuas*（de Haan）的肉和内脏。中华绒螯蟹分布于我国沿海各地；日本绒螯蟹分布于福建、台湾、广东等地。

蟹性寒，味咸。具有清热、散瘀、消肿解毒之功效。常用于湿热黄疸，产后瘀滞腹痛，筋骨损伤，痈肿疔毒，漆疮，烫伤。

"食全食美"果真名不虚传，不知是因为活动的力度大，还是螃蟹确实鲜美，店内食客盈门，生意火爆。大胖和妈妈在门口排了半天队，又在等候区等了半天，就在他们耐心告罄的时候，一位年轻的女服务员过来通知终于轮到他们一家了。被那名服务员引领到一张两人桌时，前一桌的客人还没走，正在打包没吃完的大闸蟹。大胖用眼神和表情催促他们快快离开。

仿佛是感受到了大胖的心情，那桌客人抱歉而了然地冲大胖笑了笑，迅速打好包离开了。

没等服务员收拾完桌上的残羹冷炙，大胖一屁股坐到了椅子上。

"三十只清蒸蟹。"

无视服务员递上来的菜单，在妈妈吃惊的注视下，大胖抢先点了单，或许是考虑到了儿子的饭量，大胖妈妈难得地没有提出反对。

望眼欲穿的期待中，硕大肥美的清蒸蟹子终于端上了桌。

大胖舔舔嘴唇，当仁不让，毫不客气，一马当先地拎起了一只大闸蟹的"腿"。掰开蟹壳，黄灿灿的蟹黄露了出来，大胖像一只嗅到了蜂蜜的狗熊，"吸溜吸溜"吃了起来。

一口气解决了三只大闸蟹，这才抬起头，咧着油光光的大嘴巴，露出了心满意足的笑容。

最后，妈妈只吃了两只大闸蟹，其余都进了大胖的肚子。

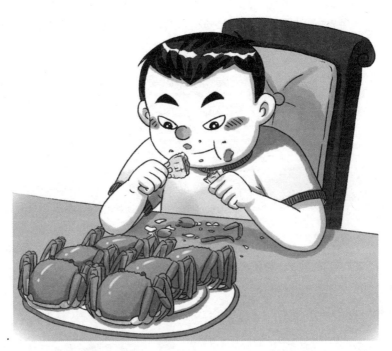

大胖不想让同学们知道自己是个"吃货"，但是如果不说，倒显得很可疑，只得不情不愿地说了吃螃蟹的经过。

"难道是吃坏了肚子？"林夏夏疑惑地推测。

"笑话，那点螃蟹肉都不够我塞牙缝，还吃坏肚子？"大胖不屑地答道。

别人还好，听到有大闸蟹可吃，毛毛肚里的馋虫早就被勾醒了。

"我倒是觉得咱们可以去考察一下'食全食美'酒店的食材，田学霸你说呢？"毛毛同学别有用心地提醒伙伴。

"我也想去看看，如果好吃，也让我爸请我去吃一顿。"林夏夏正大光明地摆出自己的意图。

"我也同意。"螃蟹的美味令小茯苓也难以抗拒。

在一群吃货面前，田小七只好投降。

法海和紫苏

　　食全食美酒店以经营湖蟹远近闻名，除了主打菜谱清蒸大闸蟹外，还有香辣蟹、姜葱蟹、椒盐蟹、咖喱蟹等多种与蟹相关的食谱，甚至连扬帮的蟹粉狮子头、芙蓉蟹斗，广帮的蟹肉排鸡腰，苏锡帮的炒蟹黄油、蟹黄扒蘑菇等菜肴都有，真是应有尽有。

　　小茯苓四人来到酒店的时候，酒店一楼大厅里已经坐了不少客人。

　　"吃货可真不少！"毛毛啧啧叹道。

　　四人一进门就被一位身穿制服的女服务员招呼到角落里的一张餐桌上。

　　打听完价格，合计了一下口袋里的钱，四人量力而行地每人点了一只清蒸大闸蟹。

　　等待的功夫，田小七偷偷溜到了后厨。

后厨里蒸气渺渺，热气滚滚，飘逸出一阵阵鲜美的蟹香味。田小七睁大眼睛四处寻找，终于发现了一盆将要上锅蒸的大闸蟹。

那些螃蟹被纵横交错的麻绳五花大绑成了粽子样，平时的"威武大将军"再也威武不起来了。有一只挣脱了绳索，正张牙舞爪、张皇失措地想要逃跑……

"你干嘛的？"冷不防有个厨师模样的人看到了正探头探脑的田小七。

"我，我想上厕所。"田小七拿出早就想好的理由。

厨师指着墙上"厨房重地，闲人免进"的红色大字，不耐烦地呵斥他："这里是厨房，厕所去外边找。"

田小七只能快步离开了厨房，"看来那些螃蟹确实挺新鲜。"他边走边想。

刚回到座位，他们要的大闸蟹就被端上了桌。四只色泽橙黄的大闸蟹被五花大绑，整整齐齐地卧在笼屉上，散发着螃蟹的香味。

"呀，两只公的，两只母的，男女搭配，干活不累。"毛毛调皮地开玩笑。

"你怎么知道公母？"小茯苓好奇地追问。

"肚脐圆是母螃蟹，肚脐尖就是公螃蟹。"田小七边指着螃蟹腹部的白色肚脐边解释给好友听。

"可怜的螃蟹，死了还要被人五花大绑。"仁慈的夏夏于心不忍。

"不被五花大绑它们早就残疾了！"毛毛不屑地说。

"残疾？"小茯苓难以理解。

"不把它们绑住，很容易夹伤人的手不说，它们之间还会互相打架，结果就是打得缺胳膊断腿。"田小七认认真真解释。

小茯苓和林夏夏一副受教的模样。

"我就不客气啦！"说话间毛毛已经迫不及待拿走一只，解开麻绳，露出了黄橙橙红彤彤鼓鼓的蟹壳，肥壮的蟹钳……诱人食欲。

剩下的三人也立马不再客气，每人一只，先吃为快。

林夏夏打算先把蟹腿全部拆下，然后再吃蟹壳里的东西。她把蟹腿分成了三段，用蟹脚尖尖的部分挑出蟹腿里白白的蟹肉，蘸上酱料，放进嘴里，只吃了一口，好吃地眼睛都笑弯了。

"找法海，找法海。"田小七看到小茯苓把蟹腹掰成两半，急忙提醒。

小茯苓尴尬地看看"吃螃蟹找法海中大奖"的红色宣传页，一脸懊悔。

"什么法海？"林夏夏停止手中的动作，抬头看向小茯苓。

"你连法海都不知道？"毛毛撇撇嘴，不放过任何一个嘲笑林夏夏的机会。

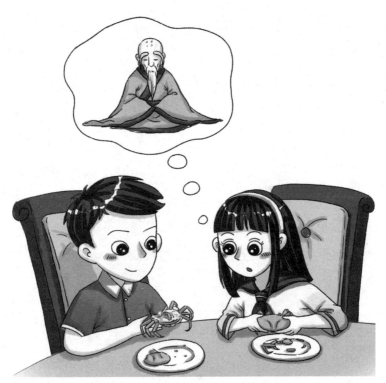

　　"白娘子传奇中，书生许仙和白娘子在杭州断桥上一见钟情，结为夫妻。后来一个多管闲事的法海看不惯人和蛇妖结婚，就费尽心思要拆散两人，后来发生了传说中的水漫金山寺和南山盗仙草。再后来天上的玉皇大帝看不过去了，派天兵天将去捉拿法海，法海被追地无路可逃，正好看到一只肚子张开的螃蟹，便躲进去栖身，于是每当人们吃螃蟹的时候，便可以在螃蟹肚子里看到一个像和尚的东西。"毛毛边绘声绘色地描述法海的故事，边向林夏夏炫耀。

"那法海在哪里呢？"林夏夏好奇不已。

"我来找。"田小七边说边慢慢打开了自己的那个蟹子，把蟹腹处白色条状的肺、心丢掉，然后把两半蟹壳轻轻掰开，小心翼翼地除去肥美的蟹黄，很快出现了一个三角形囊状薄膜，掰断后小心翻转过来，果然出现了一个打坐的和尚，"法海"的面貌终于露了出来。

"哇，光头，白胡子，有鼻子有眼。"林夏夏啧啧称奇。

"还披着袈裟。"小茯苓提醒道。

"以前吃过那么多螃蟹，都白吃了。"夏夏不无遗憾地说。

"这个'法海'其实是螃蟹的胃，里边有很多残存的食物，不干净，所以吃螃蟹的时候要把它找出来。"田小七耐心地解释。

林夏夏赞同地点点头，虽然不知道那是螃蟹的胃，但妈妈告诉过她吃螃蟹的时候要把那个部位丢掉。

"这里的螃蟹真鲜美。"小茯苓的赞叹提醒了大家来吃螃蟹的初衷。

如此说来，大胖肯定不会因为吃螃蟹而吃坏肚子。

小茯苓不耻下问，谦虚请教身边的一位服务员："姐姐，我有个问题想请教一下。"

"什么问题？"服务员语气温柔。

"你们酒店每天来这么多人吃螃蟹，会不会有人吃坏肚子？"

　　服务员温柔地笑了起来，"大闸蟹生长在水中，属于寒性，吃多了确实会吃坏肚子。"

　　"但是呢"，服务员继续说道："我们会在蒸大闸蟹的时候配一些紫苏叶和老姜丝。"

　　"这是为什么？"毛毛急切地追问。

　　"紫苏叶性温，有理气宽中的功效，能解鱼蟹中毒引起的腹痛、腹泻、呕吐等症。老姜也性偏温热，能解鱼蟹毒，还能止呕，与紫苏一起用可以减轻螃蟹的寒性。"

　　"这些黑乎乎的就是紫苏叶吗？"田小七指着笼屉上一层紫乎乎、烂乎乎的叶片问道。刚才大家只顾着吃螃蟹，谁都没仔细留意螃蟹底下的那层紫色叶片。

紫苏叶

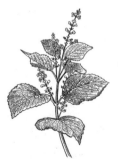

　　紫苏叶，又名苏叶，来源于唇形科植物紫苏 *Perilla frutescens*（L.）Britt. 的干燥叶（或带嫩枝），主产于江苏、浙江、河北等地，多为栽培品。苏叶性味辛温，入肺、脾经，具有发表散寒、行气宽中、安胎和解鱼蟹毒等功效，多用于风寒感冒，咳嗽呕恶，妊娠呕吐，鱼蟹中毒。

　　苏叶内服煎汤一般5～10克；治鱼蟹中毒，可单用至30～60克，不宜久煎；也可入丸散剂。外用适量捣敷、研末撒或煎汤洗。还可用鲜品。

　　此外，紫苏的梗和果实均可入药，称为苏梗和苏子。叶长于发表散寒，梗长于理气宽中、安胎，而苏子偏于降气消痰和平喘润肠。

服务员点点头，继续说："紫苏叶，顾名思义叶片带紫色。它不仅是一种蔬菜，也是一味中药，能药食两用，是国家卫生部首批颁布的既是食品又是药品的 60 种物品之一。"

　　"哇，姐姐，你知道的可真多。"林夏夏敬佩不已。

　　服务员温柔笑道："我们的工作不仅仅是端盘子，平时还要培训学习企业文化。"

　　"企业文化？"小伙伴们吃惊地瞪大了眼睛。

　　"企业文化是一个企业的文化形象，螃蟹是食全食美的主打菜系，很多顾客来这里不仅仅为了吃饭，更是为了感受一种文化，我们必须随时回答客人的各种问题。"

　　"紫苏也能配鱼一起吃吗？"小茯苓好奇问道。

　　服务员点点头，继续普及紫苏知识："紫苏叶有香气，还能去鱼的腥味。西汉年代有个文学家叫枚乘，他写了一部名赋叫《七发》，其中就提到过'鲤鱼片缀紫苏'，意思是说紫苏配鲤鱼吃。明代有本医学书籍叫《药性本草》，这本书中也记载，中鱼蟹毒后以单味紫苏煎服，或配合生姜同用，可用于食用鱼蟹之后引起的吐泻腹痛。"

　　"只听说过薄荷当调味料，没想到还有紫苏。"田小七感叹。

　　"嗯，咱们北方确实不太习惯用紫苏做调料，但南方不少地方还保留着吃新鲜紫苏的习惯。其实紫苏消费最多的国家是日本，在日本，凡有生的鱼类料理的店铺，都会提供新鲜或腌渍的紫苏叶作为佐食,这正是利用了紫苏'解鱼蟹毒'的功效。"
服务员不急不缓,娓娓道来。

"我还有个问题,"小茯苓打破砂锅问到底,"谁发现了紫苏解鱼蟹毒的功效呢?"

"这就说来话长了。"在服务员的耐心讲解中,大家终于明白了紫苏的这段历史。

相传东汉末年,名医华佗在一家酒店巧遇一群年轻人正在比赛吃螃蟹。华佗见他们狂吃大嚼,便走上前好言相劝说螃蟹性寒,吃多了会生病。

但年轻人少年无知又兼气盛,不仅不听劝,还嫌华佗多管闲事。华佗无奈,只好坐下来吃自己的酒。哪知过了一个时辰,那伙少年突然喊肚子疼,有的疼得额上冒汗珠,有的捧着肚子在地上翻滚,大喊请大夫来看病。

华佗走上前说自己就是大夫,少年们大吃一惊,恳请华佗救命。华佗跑去河边采摘了些紫色的草叶,让酒店老板煎汤给年轻人服下,很快年轻人的肚子疼就好了。

后来,华佗给这种草药取了个名字叫"紫舒",意思是服后能使腹部舒服,由于字音相近,又属于草类,后来传来传去,便成了"紫苏"。

"可是,华佗怎么会知道紫苏有这个作用呢?"这次换成林夏夏打破砂锅了。

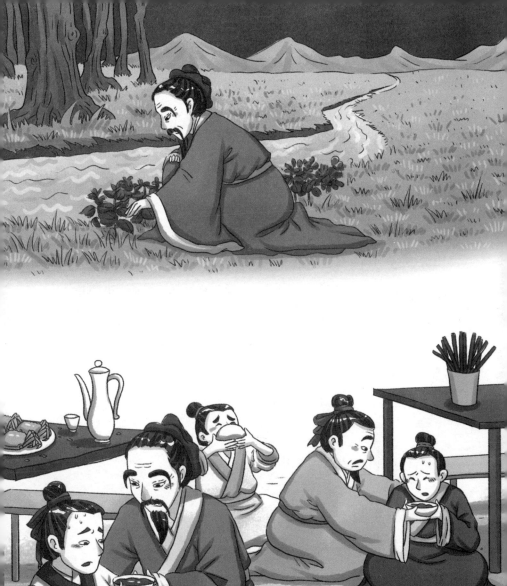

　　"这要源于华佗对生活细致入微的观察。"服务员仿佛一个活字典，无所不知，"有一次华佗去采药，见到一只小水獭吞食了一条鱼，肚子撑得像面鼓一样，硬邦邦的。小水獭撑得难受极了，一会儿下水，一会儿上岸，来回翻滚折腾。华佗一直目不转睛地观察着它，后来看到小水獭爬到岸上，寻觅了一些紫色的草叶吃。不久，小水獭的肚子不再饱胀，轻松地走了。看到年轻人吃螃蟹肚子疼的时候，华佗立刻联想起了小水獭的故事，就冒险试了试，果然发现了紫苏解鱼蟹毒的作用。"

　　听完一席话，伙伴们都敬佩不已，敬佩华佗对生活细致入微的观察，敬佩服务员姐姐丰富的企业文化知识。

蟹文化

　　或许是服务员在他们桌旁站的时间久了，或许是注意到有一桌顾客居然是四位小学生，食全食美酒店的老板来到了他们桌前。

　　"四位小朋友，吃得怎么样？"老板是位富态的中年人，一副和气生财的模样。

　　"螃蟹滋味鲜美，企业文化也做得很棒！"小茯苓真诚地夸赞。

　　听到一位小学生的恭维，尤其是对他们企业文化的认同，老板眉开眼笑，仿佛找到了知己，毫不谦虚自卖自夸道："蟹子是好东西，蟹文化更是博大精深！"

　　"老板，能给我们讲讲吗？"对中国传统文化情有独钟的田小七开口请求。

　　没想到这句话正中老板下怀："吃蟹子首先要了解哪种螃

蟹最好吃，螃蟹按照生长的水域不同可分为湖蟹、江蟹、河蟹和海蟹，顾名思义，长在湖水中的叫湖蟹，长在江水中的称为江蟹，长在河水中的称为河蟹，长在海水中的称为海蟹。"说到这，老板卖了个关子，"哪种蟹子最好吃呢？"

除了田小七，三个小伙伴都摇了摇头，从来没听说螃蟹居然还有这么多分类。

"清代李斗在《扬州画舫录》中有'蟹自湖至者为湖蟹，自淮至者为淮蟹。淮蟹大而味淡，湖蟹小而味厚，故品蟹者以湖蟹为胜'。也就是说湖蟹味最美。"田小七露出了学霸风采。

老板赞许地点头，"没错，几种螃蟹中以湖蟹味最美，咱们食全食美卖的就是湖蟹。"

"大闸蟹的名字是怎么来的？跟闸有关系吗？"小茯苓始终改不了打破砂锅问到底的习惯。

老板点点头，"这个名字大有来头，据说当时苏州、昆山一带的捕蟹者在港湾间设置了闸门，闸用竹片编成，夜间挂上灯火，蟹见光亮，即循光爬上竹闸，此时只需在闸上捕捉即可，所以才叫大闸蟹。"

"我只知道阳澄湖大闸蟹。"林夏夏摊摊手。

"阳澄湖大闸蟹是正宗长江区系中华绒螯蟹。由于阳澄湖水域生态优良，盛产的大闸蟹壳脆而坚，肢体肌肉丰满，味道鲜美、营养丰富，并且身体硕大，又被称为'蟹中之王'。"说起大闸蟹的知识，老板如数家珍，看来真把大闸蟹研究透了。

"原来吃个螃蟹还有这么多讲究，真是大开眼界。"毛毛说出了大家的心声。

这句话让老板很受用，"吃螃蟹绝对是有讲究的，什么时候的蟹最好吃呢？"

这个问题毛毛知道，抢答道："秋风起，蟹脚痒；菊花开，闻蟹来，肯定是秋天的蟹子好吃。"

老板点点头，露出赞赏的表情，"中秋节前后，母螃蟹的蟹黄最满，雄螃蟹的肉肥如膏脂，正是吃蟹的好时节，所以有'一盘蟹，顶桌菜''螃蟹上桌百味淡'的民谚。著名词人苏东坡也有'不识庐山辜负目，不食螃蟹辜负腹'的词句，足以证明螃蟹色香味俱佳。"

"难怪古人有'九月团脐十月尖,持螯饮酒菊花天'之说了。"田小七感叹道。

"什么又团又尖啊？"林夏夏好奇地问道。

"团脐即圆形的肚脐，代指雌蟹，在九月时卵满，黄膏丰腴；尖即尖的肚脐，代指雄蟹，在十月时发育最好；吃蟹时顺便饮酒赏菊，代指吃蟹文化。"田小七解释。

老板点点头，"在古代，'持螯赏菊'被视为最地道的吃蟹仪式。自魏晋始，'菊开蟹肥''金秋吃蟹'开始成为食客的一大盛事。从此，人们逐渐把吃蟹、饮酒、赏菊、赋诗，作为金

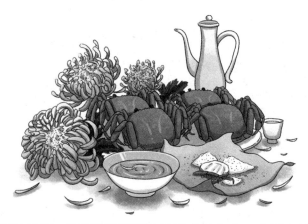

秋的风流韵事，而且渐渐发展为聚集亲朋好友，有说有笑地一起吃蟹，这就是'螃蟹宴'的由来。"

"螃蟹不仅味美，还能入药治病。"小茯苓想起那年暑假爷爷自制药的情景，"上次我们在海边捡了好多螃蟹，爷爷把蟹壳煅烧成灰，用黄酒冲服，说可以治疗跌打损伤或腰扭伤。"

老板露出了吃惊的表情，螃蟹好吃很多人都知道，却很少有人知道螃蟹可以入药，但他还是纠正了小茯苓，"螃蟹药用以淡水蟹为好，海水蟹只可供食用，淡水蟹有清热解毒、补骨添髓、养筋接骨、活血的作用，所以你们上次用的海水蟹不太合适。"

"啊？"这下轮到小茯苓吃惊了，看来回去得纠正爷爷了。

"螃蟹真是个好东西！"林夏夏称赞道。

"螃蟹虽好，但不是所有人都能吃，胃寒、胃溃疡、风寒感冒、孕妇、痛经的人忌食螃蟹，尤忌食蟹爪。"老板很厚道，没有因为自己是个卖螃蟹的老板就无视螃蟹的缺点。

"我记得以前电视上有孕妇吃螃蟹流产的新闻。"小茯苓谨慎地说道。

"螃蟹是不是适合孕妇吃，是个非常有争议的话题。有人认为螃蟹属于寒凉性食物，吃太多会引发胃肠不舒服和腹泻，另外它还有活血化瘀的功效，吃得太多容易增加流产风险。但也有人认为螃蟹含有丰富的蛋白质和微量元素，而脂肪和糖类的成分几乎为零，是非常适合孕妇食用的美味。"老板细致讲解道。

"仁者见仁，智者见智，我觉得还是要根据孕妇自身情况具体分析。"小茯苓辩证地分析。

"没错，"老板点点头，"为了减少大闸蟹的寒性，人们在吃的时候可以配点温性的姜汁蘸料。"

四个小伙伴很高兴，吃了一次螃蟹居然顺便学到了这么多书本上没有的知识。老板更高兴，他的企业文化居然有了几位小粉丝，于是金口一开，免了四人的单，叮嘱服务员一定不能收他们的钱。

四人兴高采烈离开食全食美，转瞬又有了新的忧愁：螃蟹是吃开心了，大胖中毒的事儿还一点线索也没有呢。

白果和杏仁

"探案小分队"又一次集合开会。

"还有什么线索呢？"林夏夏愁眉苦脸。

"想想也是，"毛毛嫌弃地说，"大胖的熊肚子，吃个石头估计都能消化掉。"

"熊肚子？"毛毛真会形容，几个伙伴忍不住笑了起来。

"大胖说过他的呕吐物化验结果出来了，咱们可以从化验结果入手。"小茯苓还清楚地记得大胖说过他的呕吐物中含什么碱。

"对，找大胖要他的化验结果。"田小七也觉得这个方法可行。

大胖正在教室里喝牛奶，听到毛毛叫他名字，毫无防备，被牛奶呛了一下，呛地发出了惊天动地的咳嗽声。

好半天他才止住咳嗽，没好气地看向毛毛："干什么？"

"大胖，把你的化验结果借我们看看。"小茯苓诚恳地用了借字。

"凭什么给你们看？"大胖翻了个白眼。

"配合点，这可是你自己答应的。"毛毛恶声恶气地反驳。

大胖无奈，只能不情不愿地从书包夹层里掏出了化验单。

化验单里很多他们看不懂的专业性术语，几人直奔最后的一行结果，"推测是生物碱类中毒。"

"生物碱是个什么东西？"林夏夏首先发问。

田小七也摇摇头，一副不懂的表情。

"小茯苓，可以去问你爸爸，他不是中医大夫么。"毛毛提议。

"对啊，去找邱爸爸。"林夏夏也积极支持。

"今天爸爸正好在学校附近的诊所坐诊，下课后我带你们去。"小茯苓欣然答应。

诊所离学校并不远，四人在小茯苓的带领下浩浩荡荡出发了。

诊所里有七八间诊疗室，每个房间里都有一位穿着白大褂的大夫，有的正在看病，有的被病号围着咨询问题。在第三间诊疗室内，终于发现了小茯苓爸爸，他穿着白大褂，脖子上挂着听诊器，正在给一位大妈看病。

大妈面色苍白，精神萎靡，显然病得不轻。

"大夫，我妈不舒服，恶心呕吐。"陪同大妈看病的女儿焦

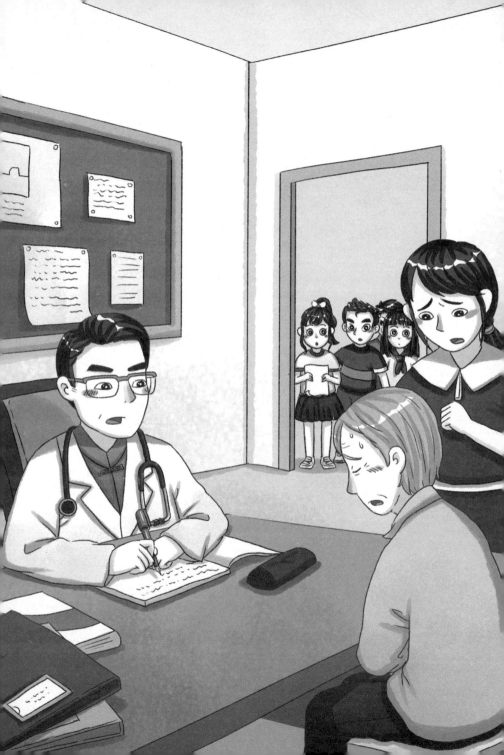

急万分。

"吃了什么东西？"邱爸爸耐心问诊，顺便仔细打量着大妈的脸色。

"早晨就吃了半碗白粥，几乎都吐光了。"大妈有气无力地回答。

邱爸爸示意大妈要听诊，大妈掀起外衣，极其配合。

邱爸爸收起听诊器，又仔细观察了大妈的舌头，继续问道："从什么时候开始不舒服的？"

"昨天晚饭后突然感觉头晕、乏力，胃里不舒服，就早早睡下了。睡到半夜胃里绞痛，醒来后就开始剧烈呕吐。"

"晚饭吃了什么？"邱爸爸寻根究底。

"我妈正在减肥，晚饭就吃了点稀粥和咸菜。"女儿代替妈妈做了回答。

"还有没有吃其他东西？"邱爸爸仍纠结于吃了什么东西。

大妈疑惑地摇摇头，突然仿佛想起了什么，"还吃了白果仁。"

"白果仁？吃了多少？"邱爸爸不由提高了嗓门。

"昨天早晚各吃了六七粒。"大妈依然不疑有它。

"吃了多久了？"

"一个多月了，开始每天一次，后来每天两次。"

"做熟了吃？"

大妈点点头，"那是当然，生果子有毒，我都是放到微波炉里烤熟后再吃。"

邱爸爸露出了一副了然的神情，抬头吩咐大妈女儿，"应该是白果中毒，赶快送医院吧，西医的催吐、洗胃、导泻和补液比中药解毒效果更快。"

"啊？白果中毒？"大妈的女儿慌地六神无主，口不择言开始责怪妈妈："我说不让你吃那些乱七八糟的东西你偏不听，这下好了……"

"你张大妈说白果可以降血压、降血脂，还能延年益寿……"大妈极力为自己辩解。

"张大妈，张大妈，你就知道张大妈，我说的话一点儿也听不进去……"女儿见妈妈依然执迷不悟，火气上来，嗓门也提高了。

"现在知道责怪我了？平时都干嘛去了？"大妈据理力争，

白果

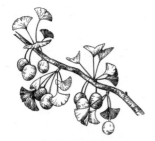

白果来源于银杏科植物银杏 *Ginkgo biloba* L. 的干燥成熟种子，属于药食两用之品。白果味甘苦涩，性平，有毒，归肺经。具有敛肺定喘、止带浊、缩小便等功效，多用于痰多喘咳、带下白浊、遗尿尿频等症。用法用量为 4.5 ～ 9 克。

作为食品，白果仁营养丰富，香甜细软，滋味极佳，但因"性温有小毒，多食令人腹胀"，故民间限制小孩多吃。

丝毫不让。

眼看母女俩的战火要蔓延成熊熊烈火，邱爸爸实时当了"救火队员"："别吵了，快去看病吧，食物中毒耽误不得。"

送走大妈，邱爸爸这才发现门口的小茯苓和她的伙伴们，"咦，你们怎么来了？"

小茯苓全程目睹了爸爸给病号看病的过程，满脸崇拜地说道，"爸爸，你好威风！"

"这孩子,净瞎形容。"邱爸爸对女儿的文不对意很是无奈。

"最近不知道怎么回事，身边老发生食物中毒。"毛毛嘟囔道。

"药食同源，难免啊。"邱爸爸比孩子们看得开："前天还有个八岁病号误食了杏仁中毒。"

"杏仁？"几个伙伴瞪大了眼睛。

"坏了，我妈妈经常在薛记买杏仁吃。"林夏夏惊恐不已。

邱爸爸望着林夏夏，忍不住笑出声，"别惊慌，让你妈妈尽情吃就行！"

"爸爸，你……"小茯苓不知道爸爸葫芦里卖的什么药，不禁着急起来。

邱爸爸不紧不慢说道："苦杏仁有毒，薛记卖的是甜杏仁，两者不一样。"

"喔,吓死我了！"林夏夏摸着胸口,一副后怕不已的表情。

"叔叔，甜杏仁和苦杏仁有什么区别？"田小七不放过任何一个学习的机会。

"两种杏仁最大的区别就是味道不同，顾名思义，甜杏仁味道甘甜，苦杏仁味道苦涩。"邱爸爸认真地回答，"其次二者的形态也有区别，苦杏仁呈扁心脏形，顶端尖，基部钝圆而厚，左右并不太对称；甜杏仁大而扁，对称。"

"甜杏仁当零食吃，苦杏仁入药。"小茯苓忍不住推测。

"也不是，"邱爸爸回答，"其实甜杏仁也可以入药用，只是药力较缓，偏于润肺止咳。"

"苦杏仁为什么有毒？"关于吃的问题，毛毛总是很感兴趣。

"杏仁中含有一种叫苦杏仁苷的化学成分，这种成分在一定条件下会分解成另一种叫野樱苷的成分，这种成分在酶的作用之下会继续生成杏仁腈，最后再分解产生氢氰酸造成细胞窒

苦杏仁

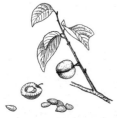

杏仁为蔷薇科植物山杏（苦杏）*Prunus armeniaca* L. var. ansu Maxim.、西伯利亚杏（山杏）*Prunus sibirica* L.、东北杏 *Prunus mandshurica*（Maxim.）Koehne 或杏 *Prunus armeniaca* L. 的干燥成熟种子。

苦杏仁味苦性微温，有小毒，归肺、大肠经，具有降气止咳平喘、润肠通便等功效，多用于咳嗽气喘，胸满痰多，血虚津枯，肠燥便秘。生品入煎剂宜后下，用量为 4.5 ～ 9 克，内服不宜过量，以免中毒。

息、组织缺氧。轻者会出现恶心呕吐、头痛头晕、疲乏无力症状，重者出现呕吐频繁、面色青紫、四肢抽搐或僵直，最后甚至会因为呼吸衰竭而死亡。"

最后，邱爸爸又补充了一句："白果中毒也是因为含有氢氰酸，跟杏仁中毒机制一样。"

听完邱爸爸的话，大家终于明白了杏仁和白果的中毒机制。

"叔叔，甜杏仁是不是不含那个叫苦杏仁苷的成分？"田小七继续打破砂锅问到底。

"其实甜杏仁也含苦杏仁苷，也有毒，但毒性比苦杏仁小很多，苦杏仁的毒性是甜杏仁的三十倍之多，加上甜杏仁要经过加工制作，毒性就更小了。"邱爸爸耐心回答。

"以后还是别吃这些东西了。"林夏夏从安全角度出发。

邱爸爸不想给孩子们留下心里阴影，继续说道："不能因噎废食嘛。白果只要加工熟透吃就没有问题，自家炒制或用微波炉烘烤的白果，极有可能只有七八分熟，所以建议白果最好还是煮粥或煲汤吃，吃的时候把中间绿色的胚芽去掉。"

"那个八岁孩子是怎么中毒的？"小茯苓八卦地问道。

"他们家春天买过很多杏，吃完后把杏核留了下来，孩子好奇，趁大人不注意，把那些杏核砸开，把杏仁全吃了，结果就中毒了。"邱爸爸对这个特殊的病例记忆犹新。

"可怜的孩子。"伙伴们感叹不已。

麻黄碱和牵机毒

"你们来找我，有什么事儿吗？"邱爸爸终于想起了正事儿。

"叔叔，我们来请教你一个问题。"大家终于想起了来的目的。

"爸爸，上次我跟你说的我们班大胖中毒的化验结果出来了，说是什么碱中毒，我们想问问这是种什么成分？"小茯苓边说边把大胖的化验单递给了邱爸爸。

"生物碱啊，"邱爸爸显然对这种成分不陌生，"它是存在于自然界中的一类含氮的碱性有机化合物，有似碱的性质，所以过去又称为赝碱。"

这个定义太抽象了，孩子们理解不了，但不妨碍他们探寻想要的答案："叔叔，哪些药材含有生物碱？"

"很多药材都含有生物碱……"

"我们想知道哪些有毒的。"不等邱爸爸说完，小茯苓就有

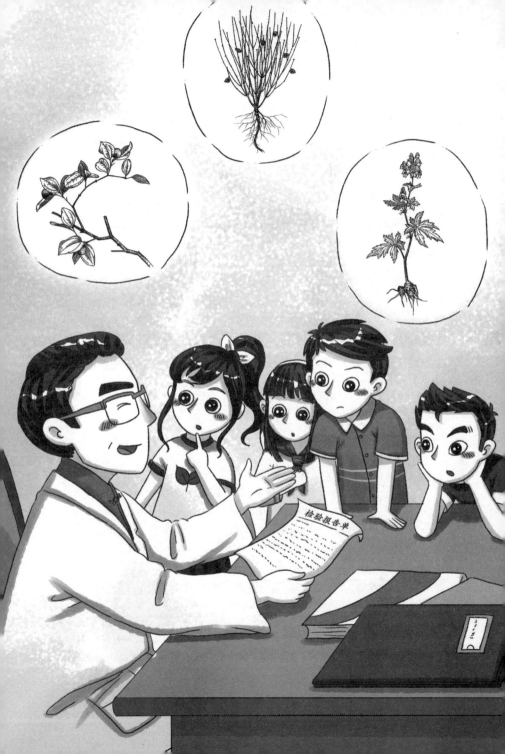

点不礼貌地打断了他。

"有毒的啊？"邱爸爸愣了一下："这样的也很多，像麻黄、马钱子、洋金花、雷公藤、乌头类、千里光、长春花、天仙子……都是含有生物碱的有毒中药。"

"这么多啊！这可怎么查？"毛毛挠挠头，一脸沮丧，符合要求的药材有点儿多，确实不好查找。

"其实这件事儿也不难，"邱爸爸语气轻松地说，"你们可以采用排除法。"

"排除法？"小茯苓搞不明白。

"没错，举个例子，比如说符合条件的麻黄，属于国家管制药材，必须在公安机关的严格管控下种植、流通。这样的药

麻黄

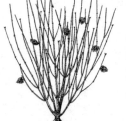

麻黄来源于黄科植物草麻黄 *Ephedra sinica* Stapf、中麻黄 *Ephedra intermedia* Schrenk et C. A. Mey. 或木贼麻黄 *Ephedra equisetina* Bge. 的干燥草质茎，色黄味麻得名麻黄。麻黄味辛性微苦温，入肺和膀胱经，有发汗解表、宣肺平喘、利水消肿等功效，适用于外感风寒所致的恶寒发热、无汗头痛身痛、咳喘、水肿、小便不利等。

麻黄中生物碱含量丰富，又因其木质茎少，易加工提炼，是提取麻黄碱的主要资源。因发汗力强，故外感风寒轻证、心悸、失眠、肺虚咳喘等均应忌用或慎用，老人、体虚者及小儿宜用其炮制品灸麻黄或麻黄绒。

材可不是普通人随便就能接触到。"经常跟草药打交道的邱爸爸对相关法律政策也不陌生。

"这个麻黄是那个号称发汗解表第一要药的麻黄吗？它不是治疗风寒感冒最常用的中药么,怎么会属于管制类药材呢？"在田小七心中,麻黄是张仲景伯伯称赞的一味药材,肯定也是非常重要的一味药材,万万没想到居然不能随便买卖。

"对啊,它可是古代的感冒药啊,临床用量应该非常大吧？"小茯苓也疑惑不解。

邱爸爸点点头,"没错,麻黄能发汗解表,患了风寒后吃一点,发发汗,把邪气发出来病也就好了。"

"但是,"邱爸爸这个转折语道出了麻黄的另外一个秘密:"麻黄中含有一种叫麻黄碱的生物碱,这种生物碱可以兴奋中枢神经。"

"可这也不能成为麻黄被管制的理由啊。"小茯苓坚持反驳。

"我的话没说完呢,"邱爸爸对女儿的沉不住气感到好笑,"麻黄碱引起的兴奋症状跟毒品的作用非常相似。"

"啊？毒品！"几个小伙伴闻之色变,目瞪口呆。

因为道德与法治课上,老师曾经讲过:毒品有害身体健康,是万恶之首,一旦沾染上,轻者倾家荡产、生不如死,重者危及生命。

在老师耳提面命的教导下,孩子们视毒品为洪水猛兽,怎么会不怕呢？

"有些犯罪分子打这方面的主意，从麻黄中提取出麻黄碱，加工制成毒品出售赚钱。"邱爸爸的这句话让大家彻底明白了麻黄被管制的原因。

"毒品害人害己，国家一定要管制才行。"

"不让犯罪分子有机可乘。"

伙伴们你一言我一语议论纷纷。

"叔叔，我感觉有毒中药本身充满了矛盾，治病救人的同时也能害人。像乌头，本来可以治疗毛超爸爸的风湿性关节炎，可由于毛超妈妈没有加工好，导致毛超中了毒。"田小七感慨万千。

"没错，有毒中药就是把双刃剑，像这个麻黄碱，我们的先辈们历经千辛万苦才把它提纯出来，本来是想利用它松弛支气管平滑肌的原理来治疗哮喘，可是它同时又有中枢兴奋作用，这一点恰恰被犯罪分子利用，被加工制成毒品和兴奋剂，害人害己害社会。"邱爸爸也深有感触地赞同。

"咱们现在讨论的可是哪些有毒药材可疑。"毛毛一向大大咧咧，也没有田小七的人生感悟。

邱爸爸不禁笑出了声，连声道歉："对，是我给带跑题了，现在回归。"

"麻黄可以被排除了。"小茯苓一锤定音。

"乌头类中药也有剧毒，是不是也属于管制类药材？"毛毛举一反三。

"没错，乌头也属于毒性管制类药材，不能随便买卖。"邱爸爸回答。

"既然是管制药材，毛超妈妈是怎么得到的呢？我记得她说过是老乡给的。"小茯苓的小脑袋又开始运转起来。

"虽然都属于管制药材，但乌头跟麻黄还是有区别。麻黄从种植到采收到运输，都被严格管制；而乌头尤其是草乌，本来就是野生品，生在无人管的野外，很容易被一些人采到。"邱爸爸一针见血指出了问题所在。

"所以,老乡给毛超妈妈的草乌应该就是民间自己采到的。"小茯苓推测。

邱爸爸点点头，"不排除这种可能。"

"叔叔，还有哪些药材可以排除？"毛毛迫不及待想知道答案。

"马钱子也因为有剧毒属于管制类中药，并且这味药材生长在国外或云南，我们这边基本采不到，也可以被排除，它的中毒症状非常特别，从中毒症状也可以被排除。"邱爸爸从专业角度一一指出问题。

"马钱子是味什么药材？症状特别是什么意思？"田小七好奇地追问。

　　"这个啊，"邱爸爸简单介绍，"马钱子是一种植物种子，像扁扁的纽扣，上边长着很多灰白色茸毛。它具有通络止痛、散结消肿的功效，用来治疗脊柱关节病效果非常好。"

　　"但是呢，"邱爸爸一直秉承先优点后缺点的习惯，"由于它的毒性太大，非常容易引起中毒，轻者出现头痛头晕、口舌麻木，严重时身体会出现抽搐痉挛和角弓反张。"

　　"角弓反张是什么意思？"听到一个新奇的成语，林夏夏充满了好奇。

　　"通俗点讲就是头部上扬，脊背上拱，身体挺地像一张弓，形状非常像古代绷起的织布机，所以引起这种症状的马钱子毒

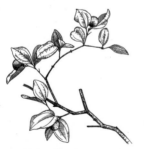

马钱子

　　马钱子来源于马钱科植物马钱 *Strychnos nuxvomica* L. 的干燥成熟种子，呈纽扣状圆板形，表面密被灰棕或灰绿色绢状茸毛，自中间向四周呈辐射状排列，有丝样光泽。

　　马钱子味苦，性寒，归肝、脾经，具有散结消肿、通络止痛等功效，用于风湿顽痹，麻木瘫痪，跌扑损伤，痈疽肿痛，小儿麻痹后遗症，类风湿关节痛，为伤科疗伤止痛之佳品。

　　马钱子含有马钱子碱和士的宁碱等生物碱类成分。因有大毒，内服不宜生用及多服久服，多炮制后入丸散剂，用量 0.3 ~ 0.6 克；外用研末调涂，因所含有毒成分能被皮肤吸收，故外用亦不宜大面积涂敷。

又被称为'牵机毒'。"

"好可怕！"胆小的林夏夏捂着心口，一副怕怕的表情。

"牵机毒？"学霸田小七大吃一惊，"我记得书上说过南唐后主李煜就是被这种毒给害死的。"

"李煜是谁？"毛毛对历史不太感兴趣。

"李煜是五代十国时南唐的第三任国君，精通书法、绘画和音律，会写诗词，尤其是写的词非常优美，可惜整天忙着写词作画，也不好好管理国家，最后当了亡国奴。"田小七三言两语概况了李煜的一生。

"没错，"小茯苓赞同，"他的《虞美人》就写得很美：春花秋月何时了？往事知多少。小楼昨夜又东风，故国不堪回首月明中。雕栏玉砌应犹在，只是朱颜改。问君能有几多愁？恰似一江春水向东流。"

"嗯嗯，真的很美，咱们班好几个同学都会背诵。"林夏夏声援小茯苓。

"这是他在当了亡国奴后写的一首词，"邱爸爸显然对这段历史也不陌生，"词中饱含的浓浓故国之情惹恼了当时的皇帝赵光义，后来，赵光义以祝贺生日为名，赐了李煜一壶毒酒，李煜饮下毒酒后，毒发身亡，死状极其痛苦，历史上描述'头足相就，如牵机状也'。从此，牵机毒这个名字就流传开来。"

"没想到只有在电视剧中才出现的毒药杀人桥段，在历史上真实发生过。"林夏夏感伤地说道。

伙伴们频频点头，毒药真是个令人又爱又恨的主题。

"剩下的几味药材，洋金花、雷公藤、千里光、长春花、天仙子在野外容易碰到，我怀疑你们同学可能无意接触了这些药材的植物，并在不知不觉中发生中毒事件，连他自己可能都没意识到。"邱爸爸道出了自己的猜想。

"我们明天到学校问问大胖，看他认不认识这些植物，说不定能有线索。"小茯苓心思缜密地说道。

"时间不早了，赶快回家吃饭去吧。"邱爸爸望了望墙上的钟表，眼见已经错过了午饭的时间，赶忙催促孩子们回家。

"爸爸，你不回家吃饭吗？"小茯苓疑惑地问道。

"来不及了，我随便吃点，下午还要赶到电视台录节目。"邱爸爸边说边脱掉白大褂。

"录节目？"几个小家伙吃惊地瞪大了眼睛，像狗熊嗅到了蜂蜜的味道。

"电视台举办了一档《医者说》栏目，让我去做一期嘉宾。"邱爸爸边回答边换上了笔挺的西装。

"叔叔，我也想跟你去录节目。"毛毛厚着脸皮请求。

"我也想去。"林夏夏还没看过节目录制现场是什么样子，这么好的机会肯定不想错过。

"你们也去？"邱爸爸吃惊不已。

"我们可以去做观众，给叔叔加油！"田小七边说边意味深长地望了一眼小茯苓。

小茯苓心领神会，"是啊，我们可以去做嘉宾的观众，电视台录节目也得有观众吧。"

"可是，你们中午要回家吃饭，下午还要上学啊。"邱爸爸为难地说道。

"今天下午是课外实践，学校没有安排具体活动。"林夏夏赶忙回答。

"至于吃饭，爸爸你怎么随便吃，我们就怎么随便吃，我们不挑食。"小茯苓替伙伴们回答。

"那好吧，跟我一起去吃碗水饺吧。"邱爸爸无可奈何地说道。

被神化了的何首乌

　　四个小伙伴跟着邱爸爸匆匆赶到电视台时，早有工作人员在门口等候多时了。

　　看到邱爸爸身后四个小朋友，工作人员吃了一惊，听邱爸爸说是来做观众的，工作人员满脸惊喜，原来他正在为节目单调的形式而犯愁，没想到就来了互动观众，这下可解了他的燃眉之急，立马安排化妆师给四位小观众化妆。

　　化完妆，小茯苓四人被带到了演播厅。

　　演播厅不大，舞台布置也很简单：两把藤椅一张圆桌，圆桌上放着两盆青翠的绿植，唯一显眼的是播放视频的背景大屏幕，整个演播厅透着一副工业风的冰冷。

　　但当所有的镁光灯都打开，灯光从四面八方照过来的时候，感觉就突然不一样了。邱爸爸和主持人分别坐在两张藤椅上，沐浴在明亮的"光环"下，看起来立马有了"明星范儿"。

"爸爸好帅啊。"坐在观众席上的小茯苓由衷地为爸爸感到自豪。

看四个小家伙一脸紧张的模样，一位摄影师忍不住笑了起来，忙安慰他们，"这是录节目，不是现场直播，今天录制的节目要经过后期处理才会播出，所以即使出了错也没问题，你们不用紧张，该鼓掌的时候鼓掌，其他时候认真听就行了。"

四个小家伙这才放松了情绪，舒展了紧张的表情。

万事俱备，工作人员做了一个开始的手势，录制开始了。

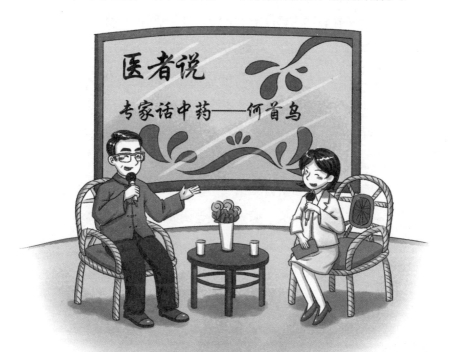

　　"亲爱的观众朋友们，大家好，欢迎来到《医者说》栏目，我是你们的老朋友夏荷。最近节目组经常接到观众打来电话咨询中药安全使用方面的问题，特别是深受咱们百姓追捧的三七、冬虫夏草、人参、西洋参、何首乌等"明星药"，到底应该怎么吃，能不能随便食用呢？"主持人微笑地说。

　　"今天我们非常荣幸邀请到了市医院著名的邱大夫，邱大夫多年从事中医药临床研究，在安全用药方面积累了丰富的经验，先让邱大夫跟大家打个招呼。"

　　邱爸爸礼貌地对着摄影机向观众打了个招呼。镜头又切换到主持人身上："我们先从前几天的一则新闻聊起，一名二十岁的年轻小伙子，由于治脱发而服用了何首乌，结果导致了药物性肝衰竭，最终不幸死亡。本该安享晚年的母亲却要承受老年丧子的痛苦……"伴随着话音，大屏幕上播放出了老妇人坐在地上痛哭的画面。

　　看到这里，小茯苓几人愣住了，这正是毛超住院那天打了医生一记耳光的老妇人。原来那天老妇人大闹医院的事情已经上了新闻，他们居然不知道。

　　"我们想请邱大夫就这个案例跟我们聊一聊何首乌使用的合理性。在开始这个话题之前，我们想先听听在场的小观众对何首乌的了解。"

　　画面适时转向了台下观众席上的小茯苓，小茯苓接过麦克风，朗声答道："我对何首乌的认识来源于鲁迅先生《从百草园到三味书屋》，文中记载说何首乌具有人形，吃了可以成仙。"

"蒙着神秘色彩的神奇中药。"主持人总结道，"我们再听听其他小朋友的看法。"

接过麦克风的毛毛答道："我对何首乌的认识源于一款风靡大江南北的首乌洗发水广告。"

"嗯，很好，小朋友们对何首乌的认识有的来源于文学作品，有的来源于广告宣传，那还有没有其他认识？"主持人循循善诱。

"哦！这位美丽的小姑娘有话要说。"

何首乌

何首乌来源于蓼科植物何首乌 *Polygonum multiflorum* Thunb. 的干燥块根。药材表面红棕色或红褐色，皱缩不平，呈团块状或不规则纺锤形。药材有 4 ~ 11 个类圆形的异型维管束，环形排列，形成"云锦花纹"。

何首乌生品和炮制品功效属于典型的"生熟异治"，生者具有润肠通便、解毒截疟的功效，熟者具有补益精血、固肾乌须的作用。

何首乌含有蒽醌类、二苯乙烯苷类、鞣质等成分，长期服用对人体肝脏损伤较大，用黑豆汁拌匀蒸制，九蒸九晒后蒽醌类成分大幅下降，肝毒性减弱，或许是其减毒机制之一。

林夏夏接过麦克风，"我知道何首乌是一味以人名命名的中药，据说唐代有个叫何首乌的人，常年食用何首乌，不仅生了一窝孩子，还活到了150多岁，后来人们就用他的名字何首乌来命名了这种不知名的植物。"

田小七继续补充："历史上，真正使何首乌发扬光大、走上神坛的朝代是明代。明朝嘉靖皇帝登基后，苦于久无子嗣，令太医百般医治，后来有个叫邵应节的道士从前人记载中发现了食用何首乌能生子的功效，遂进献了秘方"七宝美髯丹"，其中君药即为何首乌。嘉靖皇帝吃后连得三子，龙心大悦，遂向天下公布了七宝美髯丹，至此，何首乌在嘉靖帝的点赞下名声大噪。"

主持人露出吃惊的表情，"没想到小朋友们年纪轻轻，居然储备了如此丰富的中药知识，真是令我刮目相看。现在让我们听听邱大夫专业的讲解吧。"主持人恰到好处地把话题转交给了邱爸爸。

邱爸爸点点头，接过话题："何首乌是一味极具争议性的'明星药'，生用具有润肠通便、解毒截疟的功效，可用来治疗肠燥便秘、疮痈和血虚生风引起的皮肤瘙痒，并没有神化了的多生孩子、乌发、吃了成仙的作用。"

"邱大夫，我注意到您提到了何首乌生用的功效，何首乌是不是还有熟用的功效呢？"主持人引出了第二个问题。

邱爸爸点点头，"何首乌生用和熟用功效完全不同，属于典型的'生熟异治'。生首乌用黑豆汁九蒸九晒后就变成了熟首乌。熟首乌具有补益精血、固肾乌须的作用，可用来治疗一般的血虚证，也可以用于肾精不足导致的早衰、须发早白、头昏眼花、耳鸣、腰膝无力等未老先衰症状。"

主持人点点头，"邱大夫，我注意您提到熟首乌可用于早衰引起的须发早白，是不是说熟首乌可以乌须发呢？"

邱爸爸继续解释："古方里记载，何首乌用于精血亏虚或者肾精亏损的证候，其实就是早衰证。延缓了衰老，人的头发就会长期保持乌黑色，不容易出现须发白现象，但并不是说服用首乌后会使白头发变黑。很多人认为服用何首乌能使白发转黑，外用洗头时加点何首乌也会使头发变成黑色，实际上实践和理论都没有证据支持这种观点。"

主持人点头总结："原来如此！熟首乌补益精血，延缓早衰，从这个角度来看，长期食用何首乌保持年轻状态，进而能多生孩子、活得长寿也就有据可依了。"

"没错，这也是历史上何首乌被神化的基础，但是何首乌是被我国卫生部门列为'可用于保健食品的物品名单'，而不是'既是食品又是药品的物品'。换言之，何首乌只能用于药品和保健品，而不能添加到普通食品或直接当作普通食品食用。因此，我们平时在家中使用何首乌煲汤、泡茶、煮粥等，其实都是存在一定风险的。"

　　"哇！"主持人一副吃惊的表情，"原来不能随便吃啊，我还想着回家煲汤养生呢。"

夺命的首乌

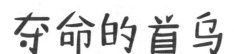

　　"那回到我们最初提到的案例，二十岁的小伙子为了治脱发，吃何首乌引起肝衰竭而死亡的原因是什么呢？真是何首乌的原因吗？"主持人问出了一直萦绕在小茯苓脑海中的困惑。

　　"何首乌的毒性是由多种因素导致的。首先就是它的来源，何首乌有多种相近植物或易混中药，如黄药子就是其中毒性较大的一种易混淆中药，一旦误用后果不堪设想。"邱爸爸条理清晰地分析道。

　　主持人点点头，总结道："误用混淆品是致命因素之一。"

　　"第二个因素是炮制规范。古书记载何首乌需'九蒸九晒'，是用黑豆汁反复蒸何首乌，再反复晒，重复九次，整个流程下来大约要耗费两百多个小时。但是企业为了追求低成本，几乎都不愿意做这种耗时劳神的工作，仅仅是简单蒸一两遍，甚至有的连蒸都不蒸，直接晒干药用。这种炮制不当，根本起不到

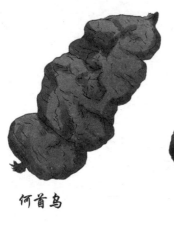

何首乌

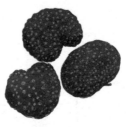

黄药子

误用混淆品

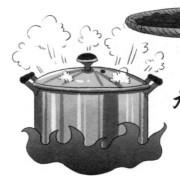

炮制规范

九蒸九晒

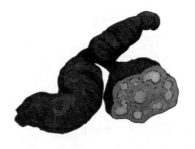

赤首乌

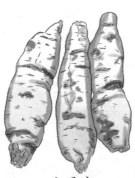

白首乌

赤白配伍

减毒增效的效果。"

主持人继续点点头："炮制不当。"

"其三是赤白配伍问题。我们现在药典规定的何首乌来源于蓼科植物，外表皮呈红色，也就是文献中的赤首乌。其实，历史上还曾用过萝藦科牛皮消属的白首乌。赤首乌和白首乌名字虽然差异不大，但植物基源完全不同。从最初的配方看，七宝美髯丹、首乌延寿丹等著名古方中何首乌的用法都是赤白各半，但是1985年版《中国药典》将中药白首乌删除了，巧合的是正是从那时候开始逐渐出现了何首乌单方或复方临床毒性问题。"

"所以，赤首乌和白首乌的配伍问题应该也是引起何首乌毒性的重要因素之一。"主持人继续总结。

邱爸爸点点头，"没错，当然还有很多其他问题，比如服用剂量和服用时间长短不当等都可能造成服用何首乌后中毒。本案例中，二十岁小伙子四个多月内在两家医院总计吃了六斤（三千克）多的何首乌，这个剂量完全超出了《中国药典》规定的何首乌的日剂量为六至十二克的标准，而且他还连续服用了四个月，很显然当事人的服用剂量和服用时间大大超出了安全规定剂量。"

"由此说来，不恰当的用药确实是导致死亡的原因之一。"主持人慎重地说道。

邱爸爸最后补充道："这个事件中，还有一点值得注意，医生给他开药后叮嘱他要每两周来医院复查一次，不仅要看看疗效如何，还要检查毒副作用随时调整用药，可是他并没有严格按照医嘱到医院复查，还更换了多家治疗医院，导致治疗中断，引发了后续一系列问题……"

节目录制非常成功。虽然是作为观众出现在节目中，小茯苓四人认认真真、完完整整地"听"完了整个节目。他们实在太震惊了，这次节目几乎颠覆了他们以往的认知：大熊中毒事件中，他们一直认为像麻黄、草乌这种能表现出明显毒副作用的药才叫毒药，没想到那些传统被认为具有滋补作用的中药如果使用不当也会造成一定毒性，看来他们需要重新审视大胖的中毒事件了。

再次中毒

就在"探案小分队"做好了准备找大胖了解情况时，谁也没想到，大胖居然再次中毒了！

直到第一节课的上课铃声响起，大胖也没有走进教室。

"大胖没来上学，难道请假了？"小茯苓心里犯起了嘀咕，因为这有点儿不正常。

大胖虽然调皮捣蛋，却很少旷课，主要是因为他爸爸觉得儿子只要在学校待着，总归闯不出天大的祸，一旦学会旷课脱离了校园的束缚，很容易被社会上的坏孩子带偏，走上邪道，误入歧途，搞不好变成少年犯。所以，熊爸爸对儿子的唯一要求就是：可以在学校睡大觉、说闲话、开小差，但绝对不能旷课，这是他的底线。

小茯苓心里犯嘀咕的同时，毛毛心里也焦急万分，他是个急性子，眼看答案就在眼前，大胖却在关键时刻掉了链子。

第一节课正好是班主任刘老师的语文课，毛毛心不在焉地上完课，直接冲到了正准备离开的刘老师面前。

"老师，大胖怎么没来上课。"

"大胖？唉！"提起大胖，刘老师满脸烦闷，"大胖妈妈早晨打来电话，说大胖又去医院了。"

"谁生病了？"大胖身体健壮如牛，毛毛猜想肯定不是大胖生病。

"大胖，又食物中毒了！"刘老师把"又"字咬得重重的，"我正要去看他，你说这是什么事儿啊，一个星期中毒两次！"

刘老师愁眉苦脸地离开了，毛毛立马把这个天大的消息告诉了"探案小分队"的其他成员。

伙伴们简直难以相信自己的耳朵，"又中毒了？怎么会这么巧？"

"如果不是从刘老师嘴里听到这个消息，打死我也不会相信！"毛毛摊摊手。

"他这次跟上次中的是一种毒吗？"小茯苓苦恼地问。

"不知道啊。"林夏夏摇摇头。

"中午放了学，咱们去医院看看大胖，问问他是怎么回事，说不定会有收获？"田小七觉得没准这是个突破口。

凭直觉，大家感觉两次中毒之间肯定存在某种关联。

大胖被再次送进同一家医院同一个科室，面对的还是同一批治病大夫，此情此景，怎一个尴尬了得？

望着大胖呆头呆脑的样子，给他看病的大夫也哭笑不得，"怎么滴？还对我们情意绵绵，难分难舍？居然来个二次重逢？"

听到这话，大胖恨不得找个地洞钻进去。人要倒了霉喝凉水都塞牙，早晨就吃了碗面条，结果又莫名其妙、稀里糊涂中毒了。

正郁闷地恨不得撞墙时，一抬头看到了正憋着笑的毛毛一行人，原来自己的囧态早就被他们看到了。

"你们是大胖同学吧？来看大胖？快进来。"大胖妈妈提着一壶开水回来，正好碰到了站在门口的小茯苓几人。

"阿姨好，大胖怎么样了？"林夏夏嘴巴甜甜地打招呼。

"唉！"大胖妈妈一脸无奈，欲哭无泪，"今天早晨也是吃了碗面条，谁想到竟然又中毒了，你说是不是面条有毒啊，这次我一定要弄个水落石出。"

"阿姨，这次中毒跟上次一样吗？"

"是啊，医生说从症状看应该跟上次中了一样的毒，还一直追问大胖到底吃了什么乱七八糟的东西"。大胖妈妈快愁死了，隔三差五折腾一遭，她可真受不了。

"除了面条，再也没吃别的东西？"林夏夏追问道。

大胖妈妈摇摇头，"没别的了。"

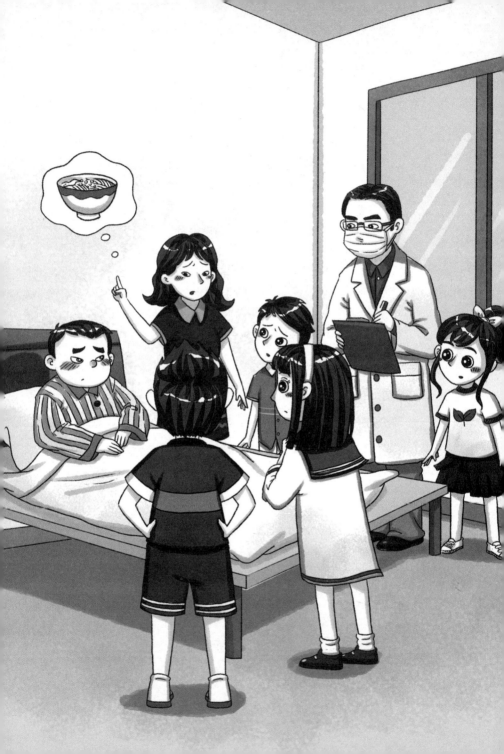

小茯苓可不认为面条有问题，面条里怎么会有生物碱类成分呢？她还是坚持认为大胖肯定吃了其他东西。所以，她继续追问大胖妈妈，"阿姨，您的面条是怎么做的？"

"用蒜瓣炝锅，又卧了一个荷包蛋。"大胖妈妈不认为面条的做法有问题。

"面条里没有其他东西了吗？"田小七继续提醒大胖妈妈。

"对了，还放了几片野菠菜叶。"大胖妈妈不疑有它地回答。

"野菠菜叶？"

"哪里采的？"

田小七和毛毛几乎同时喊叫起来，把大胖妈妈吓了一跳。

她愣愣地盯着两个孩子，这才后知后觉地意识到不对劲，难以置信地瞪大眼睛，"你是说野菠菜叶有毒？"

"上次的面条里也有野菠菜叶吗？"毛毛没有回答大胖妈妈的问话，反而想到了一个更关键的问题。大胖两次中毒如果都吃了野菠菜，那就更加肯定这个野菠菜有问题了。

"有……，有啊！可我放了一片叶子都不到啊！"大胖妈妈仍旧难以相信。

"阿姨，这个野菠菜叶是从哪里采的？"小茯苓追根究底。

"在家门口，开着大大的喇叭花。"

"您能带我们去看看那棵野菠菜吗？"眼看答案就在眼前，毛毛的心都快跳出来了，恨不得立马就见到那棵植物。

"啊？"大胖妈妈没想到毛毛会提这样的要求，不过她更想把结果搞清楚，只好转头嘱咐大胖："你爸爸一会儿买饭回来，你俩先吃别等我。"

"大胖，你好好休息，我们走了！"望着大胖可怜兮兮的样子，小茯苓不知道如何安慰他。

大胖妈妈开了车，车非常宽敞，完全可以坐四个小朋友。

"就是那棵。"一下车，大胖妈妈就指向了门口的一株植物。

那是一株半人高的绿色植物，长得非常茁壮：绿色叶片宽卵形，边缘有波齿状浅裂，枝头有几朵浅白色似喇叭的花，花朵硕大而美丽，植株上生有长满针刺的的果实，其中有几颗果实显然已经成熟，顶端裂开，露出了黝黑的种子。

"小七，这是什么植物？"毛毛从来没有见过这个所谓的"野菠菜"，只能向好友求助。

田小七摇摇头，"我没见过，不认识。"

小茯苓和林夏夏也摊开两手，表示爱莫能助。

"阿姨，我们虽然不认识这个植物，但我爸爸应该认识，他是中医大夫，能借您的车带我们去找他吗？"既然都不认识，小茯苓想到了向爸爸求助。

"没问题，"大胖妈妈答应地很爽快，她比谁都更想搞清楚大胖中毒的原因。

在毛毛和田小七的帮助下，小茯苓小心翼翼折了一段带花

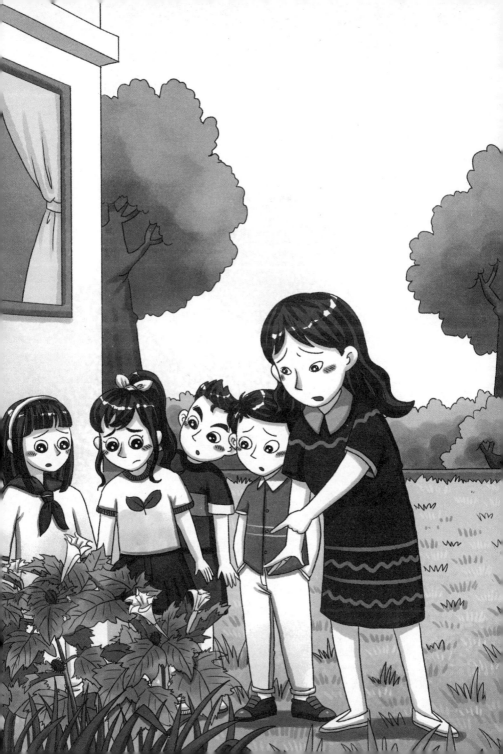

的枝条，坐上大胖妈妈的车直奔邱爸爸工作的诊所。

他们到达诊所时，邱爸爸正在给最后一个病号开药方。

"爸爸，快看看这是什么植物？"病号一走，小茯苓就迫不及待把那株枝条递到了爸爸面前。

"这是？"邱爸爸显然有点蒙圈，尤其是看到还有一位不认识的女士。

"叔叔，我们班同学大胖又中毒了，他两次中毒都吃了这种植物。"田小七简明扼要地讲述了事情的前因后果。

邱爸爸立马就明白了孩子们的意图，"这是曼陀罗属植物中的白花曼陀罗，它的花就是昨天跟你们说的洋金花。"

曼陀罗

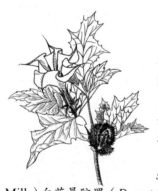

曼陀罗属是被子植物门茄科下的一个属，该属物种为草本、半灌木、灌木或小乔木植物。该属共约16种，多数分布于热带和亚热带地区，少数分布于温带。该属植物现状均为野生或栽培。

该属常见药用植物有曼陀罗（*D. stramonium* L.）、毛曼陀罗（*D. innoxia* Mill.）白花曼陀罗（*D. metel* L.）三种，花均为白色，或微带淡黄绿色、淡紫色，单瓣。三种植物花入药分别为野洋金花、北洋金花和洋金花。

其植物全株有剧毒，其叶、花、籽均可入药，味辛性温，作用为镇痛麻醉、止咳平喘。主治咳逆气喘、面上生疮、脱肛及风湿、跌打损伤，还可作麻药。

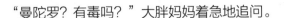

"曼陀罗？有毒吗？"大胖妈妈着急地追问。

"这是一种很危险的植物，种子、果实、叶、花都有毒，以种子毒性最大……"邱爸爸直奔主题。

"用它的叶片煮面条也会中毒？"大胖妈妈难以置信。

邱爸爸点点头，"这种植物全株有毒。"

大胖妈妈一屁股坐到了凳子上，全身瘫软，居然是自己亲手下毒害了儿子，她无论如何也难以接受。

"阿姨，您，您没事吧？"小茯苓担忧地望着大胖妈妈苍白的脸色。

"这种植物在我们北方比较常见，在荒地、旱地、宅旁、向阳山坡、林缘等地方经常可以见到，也经常有小孩子误食误采。"邱爸爸安慰大胖妈妈。

"我家大胖真是吃这个曼陀罗中的毒？"大胖妈妈仍难以相信，她还以为那是棵普通的野菜。

"曼陀罗中毒后会出现口干、吞咽困难、声音嘶哑、皮肤干燥潮红、头痛头晕、烦躁不安等症，严重者会抑制呼吸中枢导致呼吸衰竭而死亡。"邱爸爸耐心地解释曼陀罗中毒症状，他希望大胖妈妈通过这些症状自己来判读大胖中毒原因。

大胖妈妈终于无话可说，接受了这个残酷的现实。

重要的事情

大胖中毒的"真凶"终于找到了，发生在市中心小学的这起食物中毒事件总算真相大白，"探案小分队"全体成员个个喜气洋洋，兴高采烈。

但是，他们还有一件重要的事情要办。

从于田说毛超要辍学的时候他们就开始酝酿这件重要的事情了。

当然，这件重要的事情仅凭他们四人显然办不成，他们打算兵分两路，毛毛和田小七去找班主任刘老师想办法，小茯苓和林夏夏去找小茯苓爸爸想办法。

毛毛和田小七没有贸然找刘老师，他们商量了半天该用什么样的说辞说服刘老师，最后决定先摆"功劳"，再提要求。

刘老师正在批改作业，见他们进来，放下了手中的笔，"有事儿吗？"

"老师，大胖食物中毒案已经被我们给破了。"毛毛开门见山。

"哦？"刘老师表现出了浓厚的兴趣，显然没有因为是小孩子而轻看他们，"老师倒很想听听你们是怎么破的案。"

耐心听田小七讲完事情的来龙去脉，刘老师惊讶不已，露出了难以置信的表情，夸赞他们："太棒了！你们的行为令老师肃然起敬，'探案小分队'做了一件非常了不起的事情，我要向学校申请给你们嘉奖。"

得到老师的肯定，毛毛和田小七心里乐开了花。好在田小七牢记重要使命，"报告老师，我们不要嘉奖，我们有个请求！"

"什么请求？"刘老师好奇地问。

"我们想在班上，不，是在全校搞募捐。"田小七大声回答。

"募捐？为谁募捐？"刘老师一脸茫然。

"为毛超募捐，毛超家的条件太差了！"毛毛响应田小七。

田小七点点头，继续补充："毛超的爸爸常年吃药，毛超妈妈卖早点养活全家，前几天毛超又不小心食物中毒，在医院花了好多钱……他们家已经拿不出钱给毛超爸爸看病了……"田小七尽量简明扼要。

听完田小七的话，刘老师扶着额头，自责不已："是我这个班主任工作失职，你们放心，这件事情交给我来办。"

事情出奇地顺利，没想到刘老师如此通情达理，善解人意。

这个时候，小茯苓和林夏夏也没闲着，他们和邱爸爸在于田的带领下，正在赶往毛超家的路上。

于田带领他们拐进一条陈旧狭窄的柏油路，走到柏油路的尽头，又转到了一条更狭窄的土路上，然后进入一片居民区。

这个居民区里的房子多是平房，又破又旧。每一排房子看起来几乎都一样：清一色的砖墙瓦顶，油漆剥落的木门，每家门口都砌放着一堆堆杂物，有成堆的煤球，有开辟成豆腐块的菜地，有一家门口居然还有一个装着鸭子的木头笼子。

小茯苓和林夏夏仔细打量着这个陌生的环境，现在城市里都是高楼大厦了，他们还是第一次见到这样的平房。

最尽头的一户人家，门口有辆醒目的早餐小推车，车玻璃上写着早餐、豆浆、煎饼果子几个粗大的红字。

"到了！"于田不辱使命。

毛超已经出院了，此时正在院子里帮妈妈准备第二天要卖的早点食材。

"毛超，小茯苓和毛毛来看你了。"于田扯着嗓子喊了一声。

听到声音，毛超妈妈吃惊地抬起头，眼前的两个孩子她都认识，但是身后跟着的大人她不认识，所以没敢寒暄，只拿疑惑的眼神望向邱爸爸。

"这是我爸爸，是名中医大夫，今天来看望叔叔。"小茯苓赶忙替爸爸做介绍。

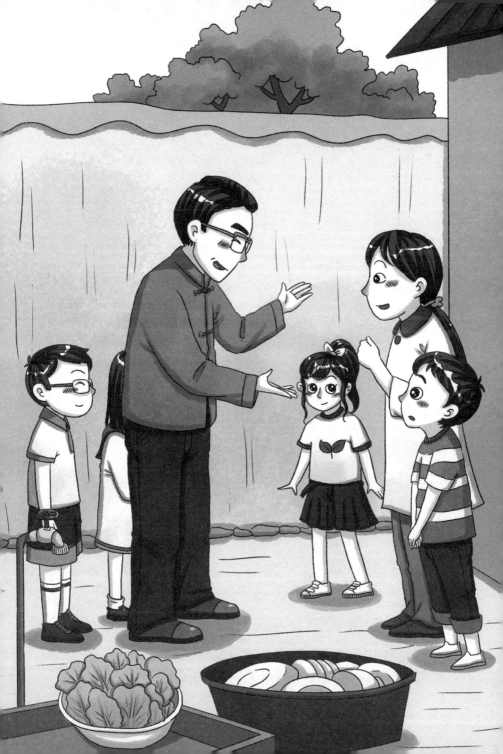

毛超妈妈忙不迭表示感谢。

"毛超，你身体没事了吧？"

"于田说你不上学了，是真的吗？"

"不上学怎么学知识？"

……

小茯苓和林夏夏见到同学，叽叽喳喳问个不停。

毛超眼圈红红，低着头，一言不发。

毛超妈妈长叹一口气："他爸爸的病越来越重了，早餐点我一个人忙不过来，就想让毛超辍学帮忙。"

"不上学怎么行啊，长大了就是文盲。"

"阿姨，您可不能害了毛超。"

两个同学轮流劝说毛超妈妈。

"大姐，现在小学都是义务教育，你可不能让孩子辍学。"邱爸爸也来支援女儿。

"唉！"毛超妈妈未语先叹气，"我也不想啊。"

小茯苓爸爸知道只有釜底抽薪才能真正解决问题，他直接说明了自己的来意："我今天来有两个目的，一是给毛超爸爸看病，二是想跟你们商量一件事，目前市里正在搞一个'慢性病康复专项基金助力工程'的活动，这项活动专门针对城镇慢性病患者，毛超爸爸正好符合条件。"

毛超妈妈满脸期待："是免费治病的那种？"

"如果申请成功，看病和吃药的钱都可以报销。"邱爸爸解释到位。

"这可是天上掉馅饼的事儿啊！"毛超妈妈高兴地不知说什么好，急忙抓住邱爸爸胳膊，热切追问："怎么申请啊？"

"阿姨，您只要按照要求把材料准备好，我爸爸会替您申请，用手机就能申请。"小茯苓恨不得这件事情立马成功。

"好，好！你们可真是好人。"毛超妈妈用袖子抹着眼泪。

有邱爸爸在，申请材料很快就上传成功了。

最后，邱爸爸还帮毛超爸爸看了病，嘱咐毛超妈妈明天来他上班的诊所拿药。

毛超妈妈流着眼泪千恩万谢，直呼他们是好人。

好消息一个接一个

　　刘老师非常给力，她说服了校长，在全校范围内开展了一场轰轰烈烈的"向困难学生献爱心"活动。

　　由于动员工作做得好，宣传到位，不仅师生积极响应，连很多家长都参加了募捐活动。

　　尤其是大胖妈妈，不仅积极带头捐款，还现身说法，"我们家大胖从小就泡在蜜罐里，这么好的条件却调皮捣蛋不好好学习，有想学习的孩子却没有条件，大家都伸把手，帮帮这个孩子，也算做了一件功德无量的事儿……"

　　在妈妈的感召下，大胖也慷慨解囊，抱来了一个大大的储蓄罐，里边是他近几年所有的压岁钱。

　　病体初愈的他变了很多，尤其是知道了平时受他欺负的小茯苓等人不计前嫌，帮他解开了中毒事件的谜团，他更加感到羞愧了。

两次中毒事件让他明白了一个道理：同学之间要和睦相处、互帮互助，他发誓要痛改前非、爱护同学，恰好眼前就是个千载难逢的关心爱护同学的好机会，于是就抱来了所有积蓄。

有位学生家长在电视台工作，听孩子回家说起了这件事情，专门找到毛超妈妈，征求她的意见后对他们一家做了一个专访。

谁也没想到，新闻播出以后，引起了本市一位企业家的关注，这位企业家也是穷孩子出身，小时候父亲有病，全靠妈妈卖早点供他读了大学，看到这个新闻后触景生情，立马决定捐出一大笔钱补贴毛超家的生活。不仅如此，他还在企业的食堂给毛超妈妈安排了一个做饭的岗位，有了固定工资可拿，毛超妈妈再也不用担心生计问题了。

好消息一个接着一个，邱爸爸帮毛超爸爸办理的"慢性病康复专项基金助力工程"也申请成功了，毛超一家的生活发生了翻天覆地的大变化，毛超妈妈逢人就说社会上还是好心人多。

毛超终于回到了学校的怀抱，校园又一次恢复了平静。

这天，刘老师找到小茯苓、林夏夏、田小七和毛毛四人，让他们把破解大胖中毒之谜的经过好好整理一下，学校对他们在"案件侦破"过程中展现出来的睿智、勇气、渊博和魄力高度认可，经研究决定，推荐他们四人代表学校去参加省里举办的"首届现代少年形象大使"活动。

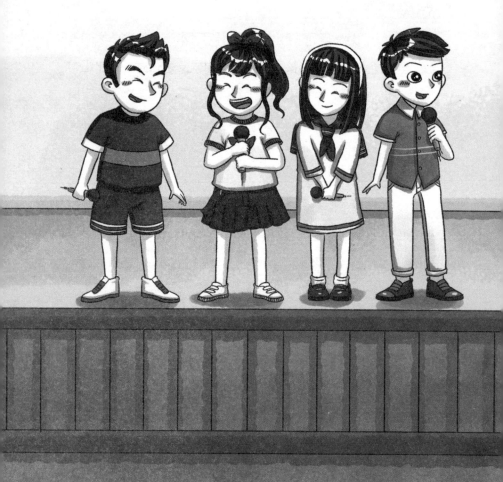

　　小茯苓感慨万千，一分耕耘一分收获，他们对中医药事业的这份热爱和坚守，使他们收获了感恩和友情，也最终为他们赢得了尊敬和赞赏……

图书在版编目（CIP）数据

离奇的中毒事件 / 刘红燕著 . —— 北京：中国医药科技出版社，2020.7
（中医药世界探险故事）

ISBN 978-7-5214-1803-3

Ⅰ . ①离… Ⅱ . ①刘… Ⅲ . ①中国医药学 – 少儿读物 Ⅳ . ① R2-49

中国版本图书馆 CIP 数据核字 (2020) 第 080899 号

美术编辑 陈君杞
版式设计 古今方圆

出版	中国健康传媒集团｜中国医药科技出版社
地址	北京市海淀区文慧园北路甲 22 号
邮编	100082
电话	发行：010-62227427　邮购：010-62236938
网址	www.cmstp.com
规格	880×1230mm $\frac{1}{32}$
印张	4
字数	68 千字
版次	2020 年 7 月第 1 版
印次	2020 年 7 月第 1 次印刷
印刷	三河市百盛印装有限公司
经销	全国各地新华书店
书号	ISBN 978-7-5214-1803-3
定价	20.00 元

获取新书信息、投稿、为图书纠错，请扫码联系我们。